SCHMERZ
lindern mit
YOGA

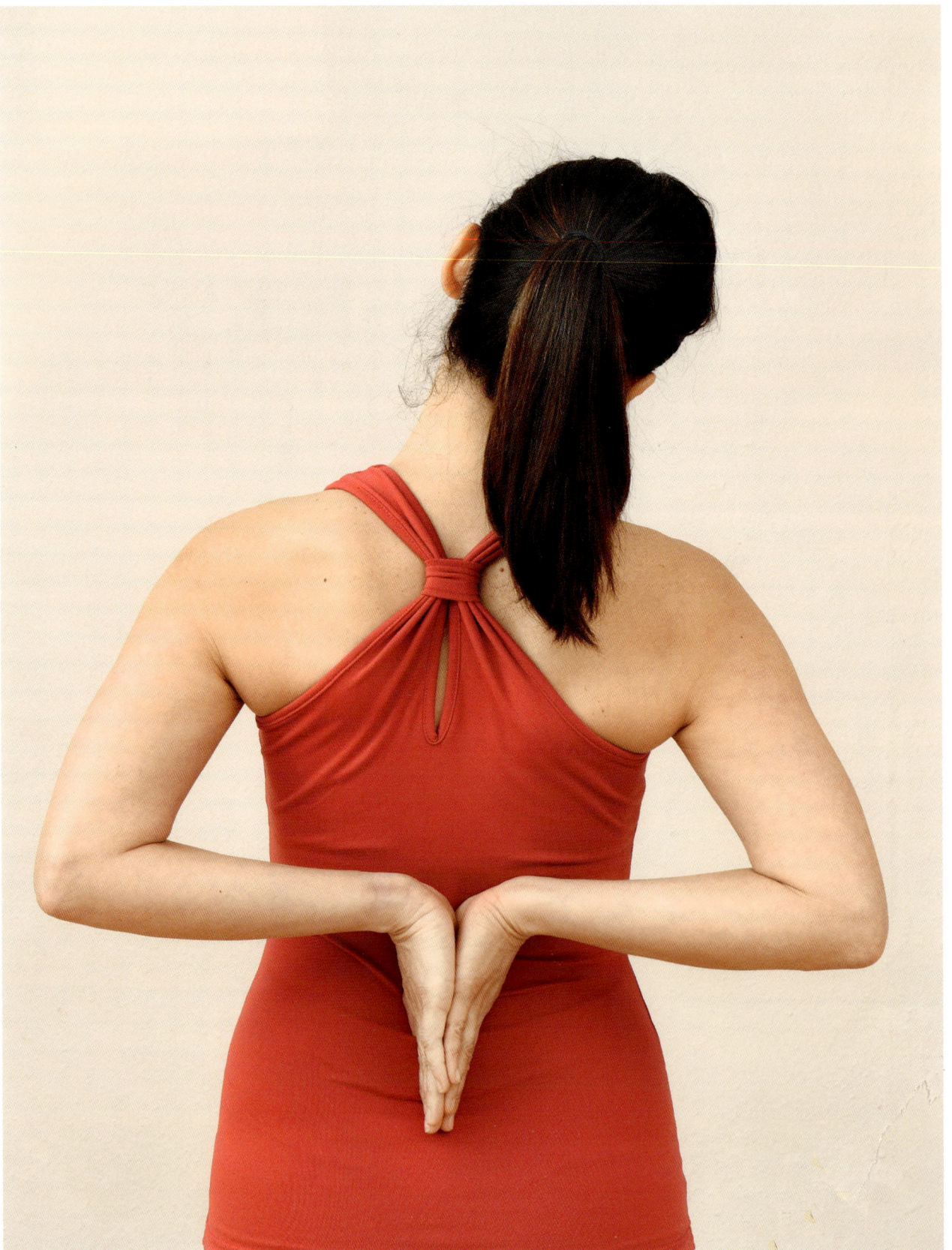

SCHMERZ
lindern mit
YOGA

ANTJE SCHULZE
DULCE JIMÉNEZ

Librero

© 2021 Librero b.v.
Postbus 72, 5330 AB Kerkdriel, Niederlande

ISBN 978-94-6359-320-5
Printed by GPS Group

Autorinnen: Antje Schulze und Dulce Jiménez
Übungsausführung: Antje Schulze und Dulce Jiménez
Projektmanagement: Sabine Vonderstein
Art Direction und Satz: Sabine Vonderstein
Redaktion: Antje Seidel, trans texas publishing Services GmbH; Köln
Fotos: Felicia Hillebrand
Lithoanstalt: haimel • satz & mehr, Angela Branquinho
Illustrationen: Freepik.com: Silhouette Mensch, Banner, Hand, kleiner Pfeil, Buddha;
© Designed by rawpixel.com (farbige Pfeile, Fahnen Seitenzahl);
Sabine Vonderstein (Strichzeichnungen Yoga)

Im Buch verwendete Symbole:

 Props – Hilfsmittel beim Yoga, die dir die Ausführung der Übung erleichtern.

 Achtung – bei dieser Übung solltest du auf die Ausrichtung bestimmter Körperteile achten, damit du dich nicht verletzt.

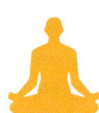 Tipps und weitere hilfreiche Übungen, die du auf den angegebenen Seiten findest.

Wichtiger Hinweis

Konsultieren Sie bei gesundheitlichen Problemen, vorhandenen Verletzungen oder einer Schwangerschaft Ihren Arzt, bevor Sie mit dem Übungsprogramm beginnen. Falls während des Trainings Schmerzen auftreten, sollten Sie das Training abbrechen und ebenfalls erst mit einem Arzt Rücksprache halten, bevor Sie weitertrainieren. Überfordern Sie sich nicht, passen Sie Ihr Training Ihrer persönlichen körperlichen Verfassung an.

Dieses Buch wurde nach dem aktuellen Wissensstand sorgfältig erarbeitet. Dennoch erfolgen alle Angaben ohne Gewähr. Autor, Producer und Verlag haften nicht für eventuelle Nachteile und Schäden, die aus den im Buch gezeigten Übungen und genannten Ratschlägen resultieren.

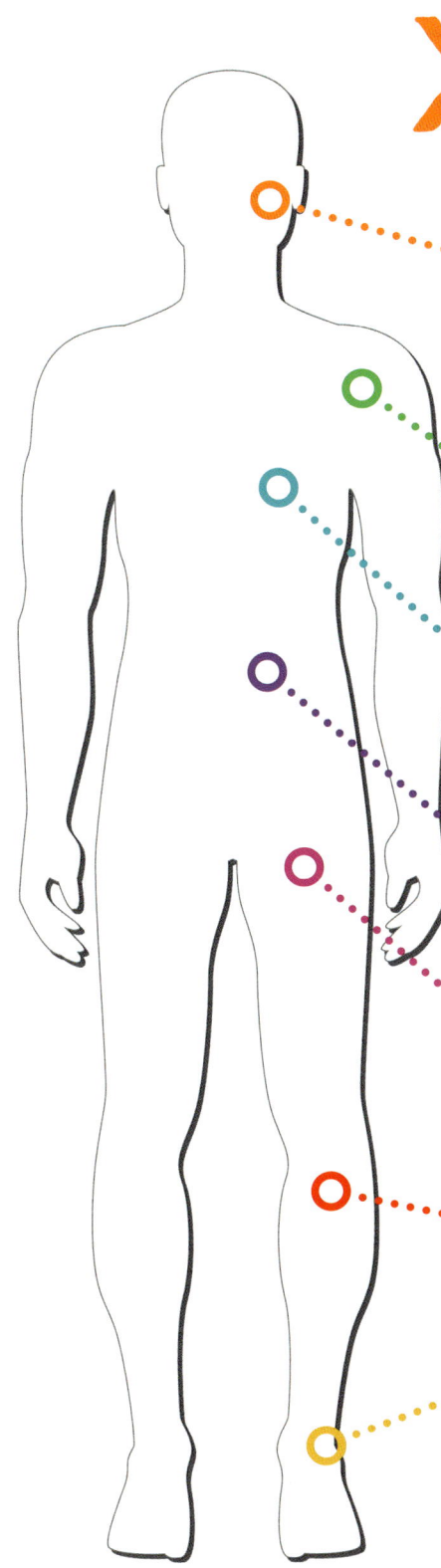

INHALT

Was ist Yoga? Das hatte ich mich oft gefragt. Ich wollte oder konnte jedoch lange keinen Zugang dazu finden. In meiner Vorstellung war es zu esoterisch. Bis der Zufall es so wollte, dass ich eines Tages als „Yogaarzt" auf der heimischen Couch lümmelte und einen ersten Eindruck von Yoga erhaschte. Und zwar in Form von vor mir turnender schöner Frauen (inklusive meiner Ehefrau), die bei uns zu Hause private Yoga-Stunden nahmen.

Was machten die da? Jetzt weiß ich es. Sie übten sich darin, eine starke, ruhige Mitte zu finden, verbunden mit einer gewissen Flexibilität im „Drumherum". Also das, was man im Leben und für die Gesundheit von Körper und Seele braucht. Das strahlten die Frauen nach jeder Yogastunde aus.

Liebe Dulce, liebe Antje, ihr habt mich von der Couch gezerrt, indem ihr mir beigebracht habt, was Yoga ausmacht. Herzlichen Dank dafür!

Ich wünsche euch, dass euer wunderbares Buch auch anderen Menschen Inspiration sein wird, ihrem Körper und ihrer Seele Gutes zu tun.

Dr. med. Paul Klein, Facharzt für Orthopädie und Sportmedizin, Teamarzt 1. FC Köln

Früher hatte ich keinen Bezug zu Yoga, da ich jemand war, der kreislaufintensive Sportarten wie zum Beispiel Kickboxen bevorzugt hat. Und die Yogaversuche, die ich damals gestartet hatte, waren nicht so überzeugend, dass ich dabei geblieben bin.

Wie viele andere Menschen habe auch ich sehr einseitige Bewegungen im Alltag und dadurch immer wieder auftretende Schmerzen im Schulter-Nacken-Bereich.

Nach unzähligen Physiotherapiesitzungen habe ich vor mehr als drei Jahren eine Yogastunde bei Dulce ausprobiert und seitdem sind „Dulce-und-Antje-Yoga" fester Bestandteil meines Lebens. Es gibt so viele Yogalehrer, deshalb bin ich unfassbar dankbar, dass ich gerade diese beiden wunderbaren Menschen getroffen habe.

Der Unterricht ist einerseits auf die körperlichen Bedürfnisse ausgerichtet, dabei gleichzeitig medizinisch fundiert und auf Wunsch auch fordernd. Andererseits bekommt man Balsam für die Seele und findet trotz der Hektik im Alltag zur Ruhe und zu sich. Nun haben die beiden ein tolles übersichtliches Buch herausgegeben, das alle Aspekte berücksichtigt.

Zahlreiche, einfach durchzuführende und sehr effektive Übungen wurden ausgewählt und mit sympathischen Illustrationen versehen. Ein Buch, das eine große Unterstützung für alle sein kann, die eigenständig einen Zugang zum Yoga finden möchten und auf der Suche nach einer sinnvollen Hilfe gegen Beschwerden des Bewegungsapparats und Stress sind.

Großes Lob und Dank für das tolle Buch.

Dr. med. Bettina Kuper, Kardiologin und Diplom-Sportwissenschaftlerin

„.... und genießen!"

Dieser Satz kommt oft genau dann, wenn die Yogaübung gerade sehr anstrengend ist. Doch genießen kann ich sie trotzdem. Vor allem, wenn ich euren nächsten Lieblingssatz:

„.... und atmen!"

befolge und ausführe.

Ihr habt es geschafft, dass ich ordentlich atme, dass ich mich beweglich und stark fühle. Liebevoll und gekonnt, immer auf dem neuesten Stand durch eure zahlreichen Fortbildungen, leitet ihr meine Freundinnen und mich schon viele Jahre in unserer Yogapraxis an.

Nach der Entspannung am Ende der Stunde komme ich eurer Aufforderung, mir zuzulächeln und mir für meine Yogapraxis zu danken, gern nach. Denn ich bin entspannt und stolz.

Doch am meisten danke ich euch für eure beeindruckenden und einfühlsamen Stunden. Das Ergebnis ist einfach wunderbar.

Ute Diehl, Regisseurin, Produzentin und Drehbuchautorin

Als Vishnus Couch vor über 15 Jahren in Köln eröffnete, war das der Beginn einer neuen Yoga-Ära. Deutschlandweit erfuhr die Szene einen Aufschwung und was vor nicht allzu langer Zeit noch neu und revolutionär war, ist heute im deutschen Alltag angekommen. Yoga ist nicht mehr wegzudenken und begeistert Millionen von Menschen generationsübergreifend.

Dulce Jiménez und Antje Schulze sind Yogalehrerinnen der ersten Stunde. Seit 2006 begeistern sie ihre Schüler in der Couch mit ihren kompetent und liebevoll vorbereiteten Yogaklassen. Nach Abschluss der Yogatherapie-Ausbildung bei Ganesh Mohan und Dr. Günter Niessen erschlossen sich die beiden eine Lücke: Yoga für Menschen mit Einschränkungen und Krankheiten. Endlich gibt es dazu nun auch ein Nachschlagewerk: **Schmerz lindern mit Yoga.**

Unbedingt empfehlenswert für jeden Yogaüben-den, aber auch für Yogalehrer, die sich weiter-bilden wollen – nützliches Wissen, kompakt und verständlich vermittelt.

Nicole Bongartz und Frank Schuler, Yogalehrer*IN, Inhaber*IN und Geschäftsführer*IN Vishnus Couch Köln

FRAGEN UND ANTWORTEN

1. AN WELCHEM YOGASTIL ORIENTIEREN SICH DIE ÜBUNGEN IM BUCH?

Die Übungen basieren auf Vinyasa-Yoga. Das heißt, Atem und Bewegungen werden kombiniert, wobei die Bewegung auch minimal oder sehr sanft sein kann. Es geht um ein achtsames Spüren der Bewegung. Die Besonderheit unseres Stils ist durch verschiedene Einflüsse aus dem Yin-Yoga, der Svastha-Yogatherapie, der Schmerztherapie sowie selbst entwickelten Übungen aus jahrelanger Erfahrung geprägt.

2. WARUM HABEN DIE VORGESTELLTEN ÜBUNGEN KEINE SANSKRITNAMEN UND WEICHEN TEILWEISE VON DEN KLASSISCHEN YOGA-POSITIONEN AB?

Yoga soll sich dem Menschen anpassen – nicht alle klassischen Yogapositionen eignen sich für jeden Menschen. Jeder Mensch sollte für sich die richtige Position in der richtigen Variation finden. Wir haben die Yogapositionen an die Bedürfnisse der heutigen Zeit und an die jeweiligen Krankheitsbilder angepasst und variiert. Aus diesem Grund wirken sie schmerzlindernd und unterstützend. Für unsere Variationen haben wir eindeutige anatomische und einheitliche Bezeichnungen gewählt und keine neuen Sanskritnamen entwickelt, die es vermutlich gar nicht gibt.

3. IST DIE IM BUCH VORGESTELLTE ÜBUNGSREIHENFOLGE WICHTIG UND KANN ICH AUCH MAL POSITIONEN AUSLASSEN?

Die Reihenfolge kann beliebig verändert werden. Positionen können auch ausgelassen und beim nächsten Mal wieder integriert werden. Wenn sich Übungen aber nicht gut anfühlen (siehe Frage 4) kannst du sie auch weglassen. Du kannst die Positionen zum Beispiel auch im Anschluss an den Sport (Laufen, Fitness) üben.

4. KANN ICH MICH BEI DEN ÜBUNGEN VERLETZEN ODER MUSS ICH DABEI ETWAS BEACHTEN?

Eine Verletzungsgefahr besteht bei schnellen und ruckartigen Bewegungen. Deshalb ist es wichtig, dass du dich langsam und achtsam in die Positionen bewegst und genauso achtsam wieder herauskommst. Nimm in den Übungen deine Dehnungsgrenze und die Anstrengung wahr und taste dich langsam heran. Respektiere diese Grenze und überschreite sie nicht. Die Dehnungsreize und Anstrengungen sind wichtig, damit die Übungen eine gewisse Wirkung haben. Doch bei stechenden Schmerzen oder Atemproblemen solltest du die Übung sofort beenden und variieren oder weglassen!

5. WAS BRAUCHE ICH FÜR DIE ÜBUNGEN?

Achte auf eine ruhige Umgebung. Stell alle Geräte wie Handy oder Radio aus, die dich ablenken könnten. Übe nicht direkt nach dem Essen. Zieh dir bequeme Kleidung an, die dich nicht beengt und in der du dich wohl fühlst. Lege dir die in der Übung angegebenen Hilfsmittel sowie bei Bedarf eine bequeme und rutschfeste Unterlage oder Yogamatte zurecht.

6. WIE SOLL ICH ATMEN?

Es ist wichtig, möglichst durch die Nase zu atmen, außer du bist erkältet. Der Atem ist so viel kontrollierter und gefilterter als bei der Mundatmung. Der Atem sollte ruhig und gleichmäßig sein. Achte auch auf die Atempausen und versuche, diese schrittweise zu verlängern. Wenn die Atmung durch die Nase nicht möglich ist, kannst du mit der Lippenbremse lang ausatmen. Der Fokus liegt auf einer langsamen Ausatmung.

7. WIE OFT SOLL ICH ÜBEN?

Am besten ist es, täglich zu üben und es zu einer Gewohnheit wie zum Beispiel Zähneputzen zu entwickeln. Ansonsten ist es besser mehrmals und kürzer, beispielsweise viermal in der Woche für 10 Minuten, zu üben als nur einmal die Woche 30 Minuten.

8. WIE SOLL ICH MICH VERHALTEN, WENN SICH DIE ÜBUNGEN NICHT GUT ANFÜHLEN?

Probiere zunächst eine eigene Variante aus. Du kannst zum Beispiel Armwinkel oder Abstände verändern. Eine Anstrengung und manchmal auch ein intensiver Dehnungsreiz sind erwünscht, bei stechenden Schmerzen und Atemproblemen solltest du die Übung sofort abbrechen und weglassen.

9. MUSS ICH WEGEN DER ÜBUNGEN IMMER RÜCKSPRACHE MIT DEM ARZT HALTEN?

Ja – zur Sicherheit! Letztlich kommt es aber auf die Schwere der Erkrankung und der Schmerzen an.

10. KANN ICH AUCH ZU VIEL ÜBEN ODER ZU LANG IN DEN POSITIONEN BLEIBEN?

Höre auf deinen Körper. Wenn es sich gut anfühlt, ist es in Ordnung, länger in einer Übung zu verweilen und Positionen häufiger zu üben. Die Wirkung der Übung wird vertieft. Wenn du länger in den Dehnungen bleibst, ist es aber wichtig, dass du sehr langsam aus der Position herauskommst und dich danach achtsam und langsam wieder in Bewegung setzt.

11. WOFÜR SIND DIE PROPHYLAKTISCHEN ÜBUNGEN?

Diese Übungen sind für regelmäßiges Praktizieren gedacht. Sie stellen eine Zusammenfassung von den jeweiligen Kapitel dar. Sie stabilisieren und dehnen gleichermaßen den Körperbereich. 2–3 Minuten tägliches Üben kann schon viel bewirken!

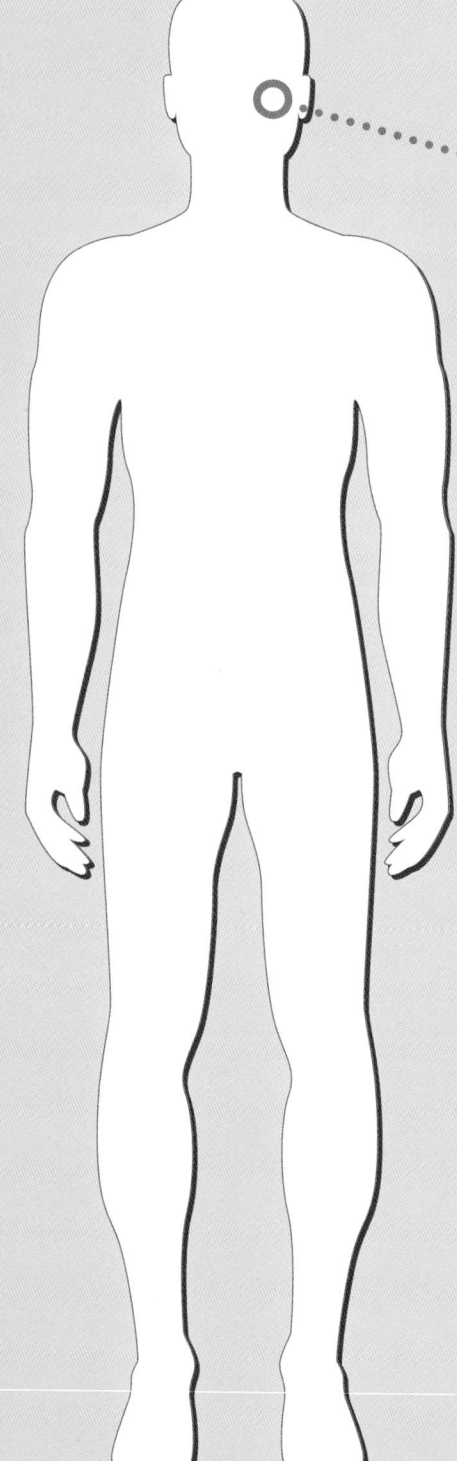

KOPF UND NACKEN

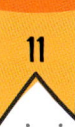
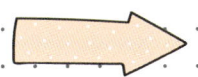

prophylaktische übung

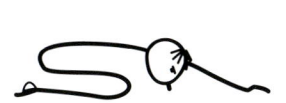

EIN- UND AUSATMEN
Kindeshaltung

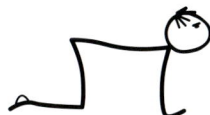

EINATMEN
Vierfüßlerstand, Blick
leicht nach oben

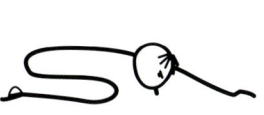

AUSATMEN
Kindeshaltung

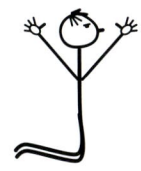

EINATMEN
in den Kniestand
kommen, Arme nach
oben strecken

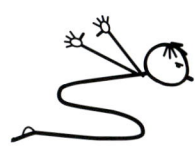

AUSATMEN
leicht nach vorn beugen
und die Arme nach hinten
strecken

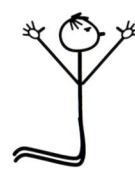

EINATMEN
in den Kniestand kommen
und Arme nach oben
strecken

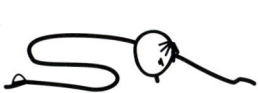

AUSATMEN
Kindeshaltung

Verbinde Bewegung
mit Atmung.
Formuliere für dich:
„Beim Einatmen
entspanne ich mich,
beim Ausatmen
lasse ich los."

MEINE ZIELE

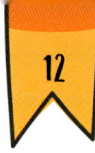

BANDSCHEIBENVORFALL HALSWIRBEL

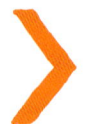

LÖSUNG: AUS DER FEHLHALTUNG RAUSGEHEN

Wenn die akute Phase abgeklungen ist, kannst du mit folgenden Übungen den Druck aus den Bandscheiben nehmen und die Wirbelsäule entlasten. Die Muskulatur um den Nacken wird gestärkt und der Brustkorb gedehnt. Achte darauf, welche Haltungen du in deinem Alltag unbewusst einnimmst, um dich zu schonen. Diese solltest du unbedingt vermeiden.

1. BRUSTDEHNUNG IM STEHEN

Im Sitzen, Knien oder Stehen beide Arme seitlich öffnen, dabei die Ellenbogen leicht anwinkeln.

Zieh die gebeugten Armen möglichst hinter die Körperlinie, um die Schultern und die Brust zu öffnen und zu dehnen.

Verweile hier und spiel mit der Dehnung.

Beim Einatmen die Arme weiter nach hinten ziehen, beim Ausatmen halten und entspannen.

2. TRIZEPSDEHNUNG

Winkle den linken Ellenbogen an und führe ihn möglichst hinter den Kopf, entspanne dabei beide Schulterblätter.

Schiebe den Hinterkopf mit gestrecktem, langem Nacken nach hinten.

6–8 Atemzüge halten.

Dann die Übung auf der rechten Seite wiederholen.

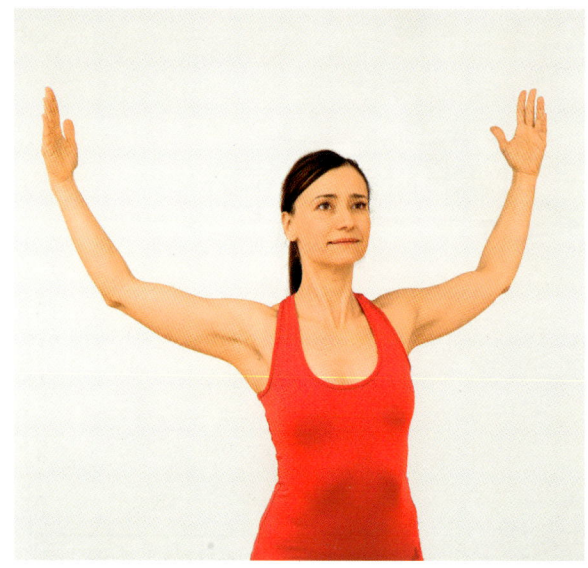

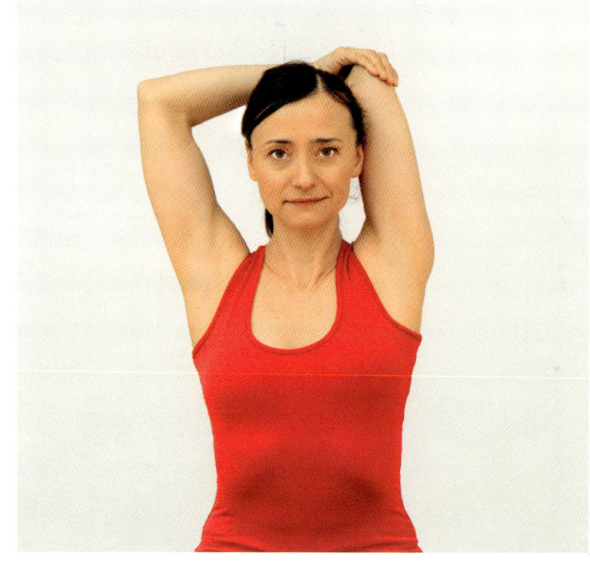

3. KOBRA MIT HÄNDEN UNTER DER STIRN

Komme in die Bauchlage und lege beide Hände unter die Stirn.

Hebe beim Einatmen langsam den Oberkörper an und lass die Hände wie ein Kopfkissen unter der Stirn liegen.

Zieh aktiv die Ellenbogen nach außen, die Schultern sollten dabei jedoch entspannt bleiben.

Beim Ausatmen lege Kopf und Arme auf dem Boden ab.

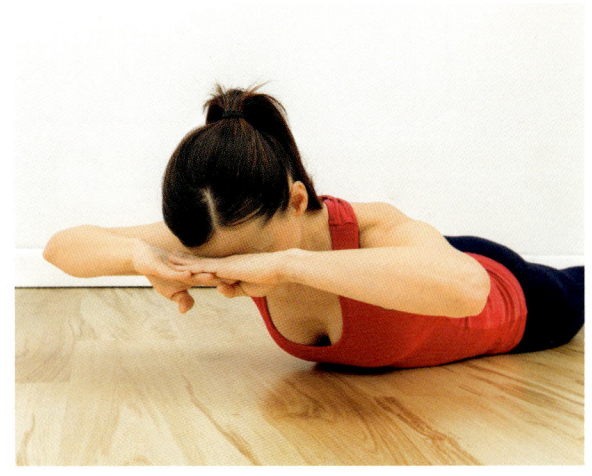

4. SPHINX MIT SEITLICHER KOPFNEIGUNG

Komme in die Bauchlage. Setze die Unterarme schulterbreit auf und neige den Kopf zur rechten Seite (Ohr in Richtung Schulter).

Du solltest eine leichte Dehnung in der Nackenmuskulatur und Raum zwischen den Halswirbeln verspüren.

6–10 Atemzüge halten, dann den Kopf zur anderen Seite neigen.

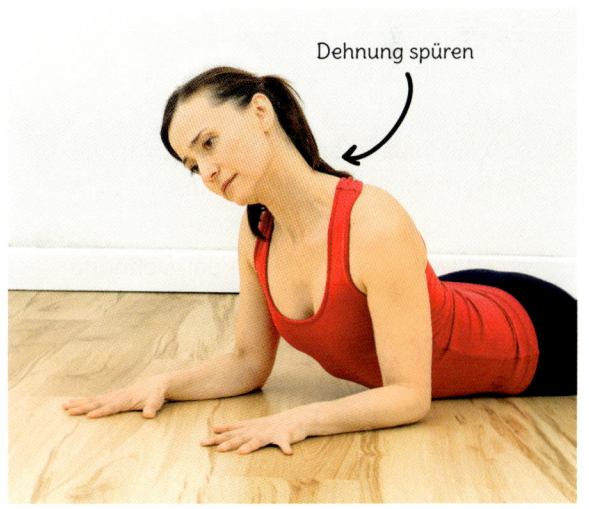

Dehnung spüren

Achtung: Bei Kribbeln oder Taubheit die Übung SOFORT absetzen.

TO DO

○ Haltung beobachten

○ Öfters Pausen machen

○ Atemübungen

○ Spazieren gehen

○

○

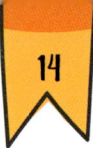
ERKÄLTUNG

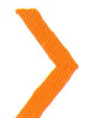

LÖSUNG: RUHE UND LEICHTE BEWEGUNG

Grundsätzlich unterstützen Ruhe und ausreichendes Trinken die Genesung.
Ergänzend können mobilisierende Übungen für Nacken-, Schulter- und Hüftmuskulatur
das Immunsystem stärken. Diese können den Heilungsprozess beschleunigen –
und dich entspannen.

1. ARMKREISEN NACH HINTEN

Komme in einen aufrechten Stand oder einen aufrechten Sitz. Du kannst dich auch auf einen Stuhl setzen.

Strecke die Arme gerade nach oben. Führe sie dann langsam in einem großen Kreis nach hinten.

Nimm dir für einen Armkreis mindestens 4 Atemzüge Zeit.

Den Oberkörper dabei stets aufrecht halten, sodass die Brust leicht geöffnet ist.

4-mal oder öfter wiederholen.

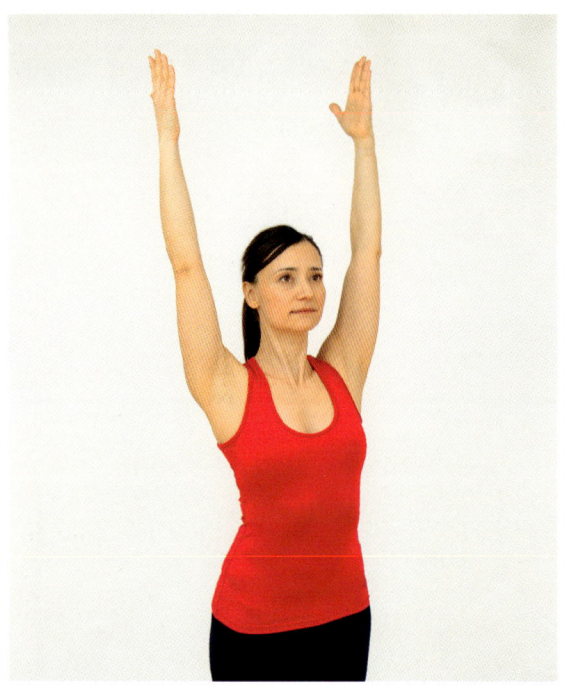

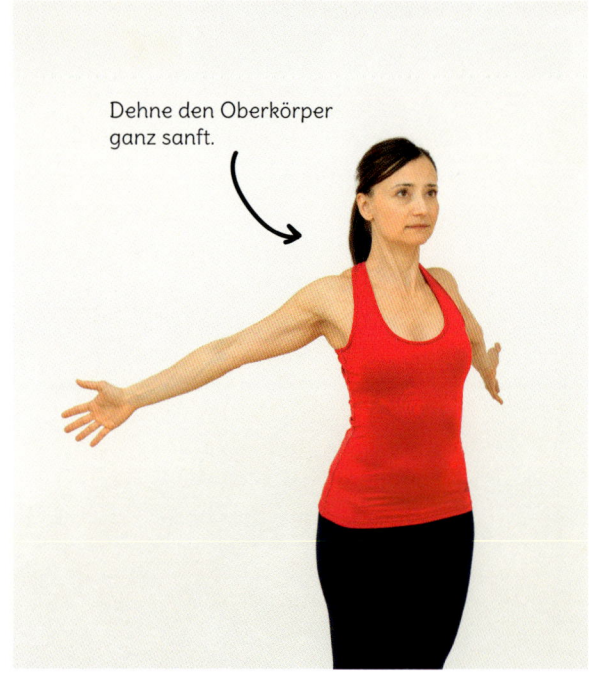

Dehne den Oberkörper ganz sanft.

2. LANGSTRECKEN

Lege dich auf den Rücken.

Beginne, dich zu räkeln und zu strecken und dabei Arme und Beine in entgegengesetzte Richtungen zu ziehen.

Gähnen oder langes Ausatmen durch den Mund wirkt zusätzlich entspannend.

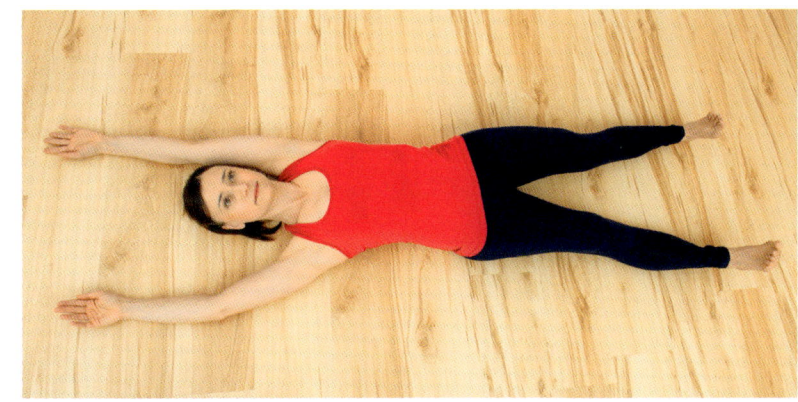

3. EINSEITIGE HÜFTBEUGUNG IM LIEGEN

Winkle das linke Bein an und greife mit der linken Hand den linken Oberschenkel oder die Außenkante vom linken Fuß. Zieh das Knie außen neben den Oberkörper.

5–10 Atemzüge halten, dann die Seite wechseln.

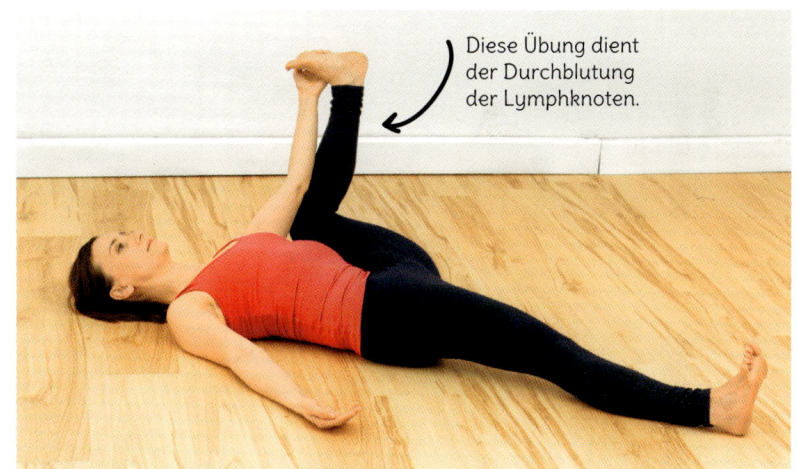

Diese Übung dient der Durchblutung der Lymphknoten.

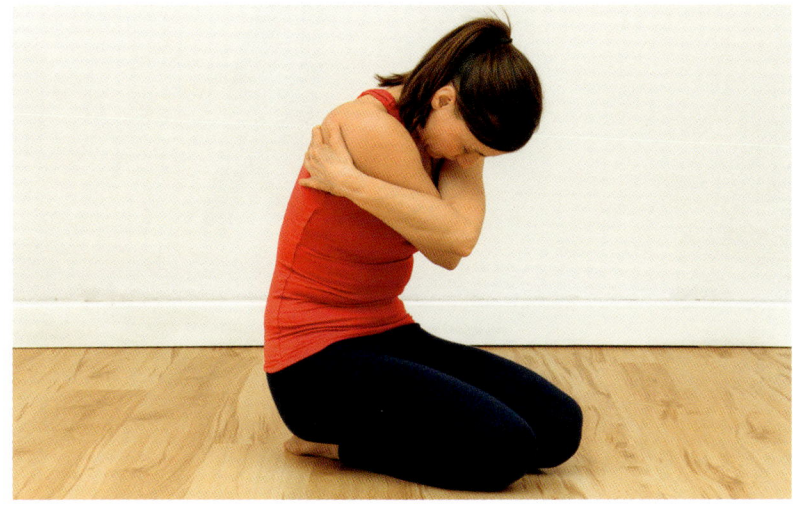

4. ADLERARME EINFACH

Führe den rechten Arm unter den linken und umarme dich selbst.

Der Brustwirbelbereich ist dabei leicht gerundet.

8–10 Atemzüge hier verweilen.

Dann den linken Arm unter den rechten führen.

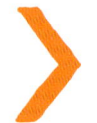

ERSCHÖPFUNG

LÖSUNG: FÜRSORGE FÜR KÖRPER UND GEIST

Erschöpfung äußert sich in Antriebslosigkeit und Müdigkeit.
Die Übungen helfen dir, einen Moment innezuhalten und durchzuatmen.
Sie können dir Klarheit und Energie schenken, ohne dich zu überfordern.

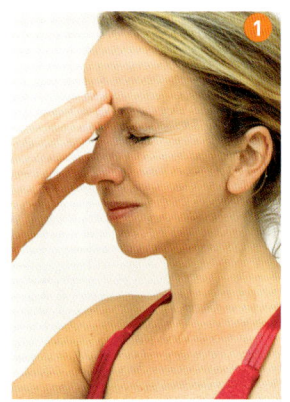

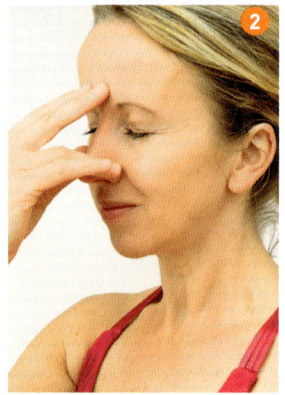

1. WECHSELATMUNG

Komme in einen aufrechten Silz.

Lege Zeigefinger und Mittelfinger an die Stirn zwischen die Augenbrauen, den Daumen ans rechte Nasenloch, den Ringfinger ans linke. Der Ellenbogen zeigt Richtung Boden. Der Kopf ist gerade.

1. Verschließe mit dem Daumen das rechte Nasenloch und atme links ein. Verschließe nun auch das linke Nasenloch mit dem Ringfinger. Dann hebe den Daumen und atme durch das rechte Nasenloch aus.

2. Anschließend durch das rechte Nasenloch einatmen, beide Nasenlöcher verschließen, den Ringfinger heben und links ausatmen. Das ist eine Atemrunde.

Die Runde 5-mal wiederholen.

2. BEINE AN DER WAND

Komme in die Rückenlage und bringe das Becken so nah wie möglich an die Wand.

Strecke die Beine nach oben.

Wenn dir dies zu anstrengend ist, beuge die Knie und stell die Fußsohlen an die Wand. Lege bei Bedarf ein Kissen unter den Kopf.

Die Augen schließen und hier mindestens 10 tiefe Atemzüge verweilen.

 Prop: Kissen

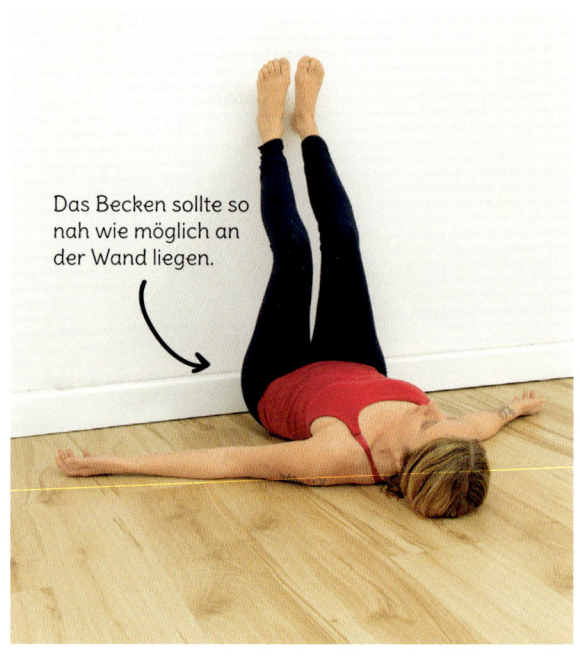

Das Becken sollte so nah wie möglich an der Wand liegen.

3. BECKENMOBILISIERUNG IN BAUCHLAGE

Komme in die Bauchlage und lege beide Hände unter die Stirn.

Beuge die Knie und bewege beide Beine parallel wie einen Scheibenwischer langsam nach rechts und anschließend nach links. Kombiniere die Bewegung mit der Atmung: Beim Einatmen jeweils die Beine in die Mitte bringen, beim Ausatmen auf die Seite.

Mindestens 5-mal zu jeder Seite wiederholen.

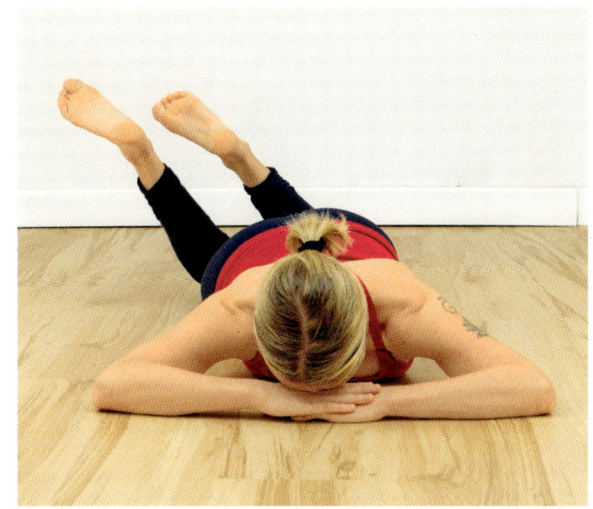

4. LIEGENDE RÜCKBEUGE MIT ARMDEHNUNG

Lege dich auf eine gefaltete Decke oder ein Kissen, damit Kopf und Rumpf etwas höher als Beine und Becken liegen.

1. Die Beine sind nach außen gewinkelt, sodass sich die Fußsohlen berühren. Die Arme liegen zur Seite ausgestreckt am Boden.
2. Hebe mit der Einatmung die Arme senkrecht nach oben und lass sie mit der Ausatmung wieder in Richtung Boden sinken.

Mindestens 8-mal wiederholen.

 Props: Decke oder Kissen

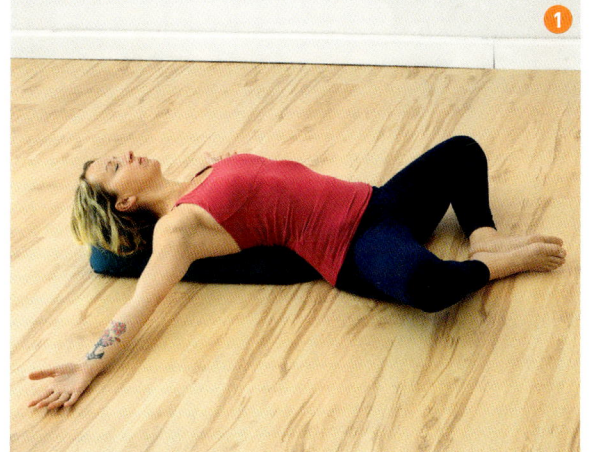

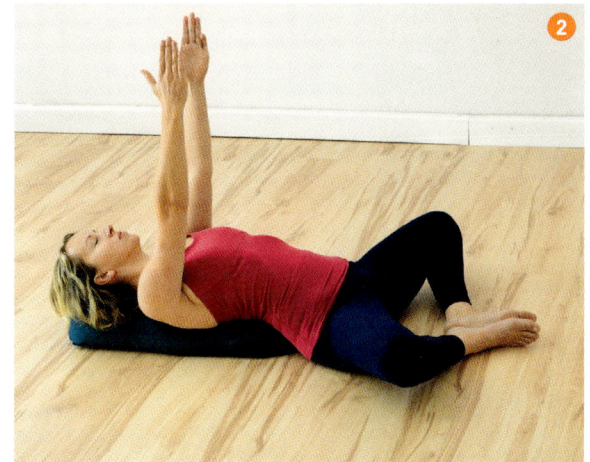

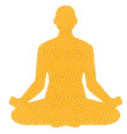 Durch die Atemübungen und die sanften Bewegungen stärkst du das vegetative Nervensystem.

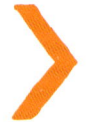
INNERE UNRUHE

LÖSUNG: DEN KÖRPER SPÜREN UND STILLE FINDEN

Bei innerer Unruhe ist es fast unmöglich, sich willentlich zu entspannen.
Der erste Schritt ist, vom Gedankenkarussell abzuspringen und in den Körper zu spüren.
Diese Übungen helfen dir, die Spannungen im wahrsten Sinne abzuschütteln
und dir Ruhe zu verschaffen. Somit veränderst du bewusst den Aufmerksamkeitsfokus.

1. SCHÜTTELN ODER KLOPFEN

Komme in einen stabilen Stand und beginne, den Körper sanft zu schütteln.

Du kannst entweder einzelne Körperteile wie Arme, Hände, Schultern, Beine ausschütteln oder direkt den ganzen Körper in Bewegung bringen.

Alternativ kannst du mit der flachen Hand oder den Fingerspitzen den Körper von Kopf bis Fuß sanft abklopfen.

1–3 Minuten durchführen.

2. VORBEUGE IM SITZEN ÜBER GEBEUGTE BEINE

Komme in einen bequemen Sitz.

Zieh die Knie an, die Füße haben festen Kontakt zum Boden. Umarme die Knie und lass den Kopf locker hängen.

Konzentriere dich auf deinen Atem und lege den Fokus aufs Ausatmen.

Beim Einatmen zähl bis 4 und beim Ausatmen verlängere bis 6.

Mindestens 8 Atemzüge halten.

 Bei beiden Übungen bitte vorsichtig im Halswirbelbereich sein!

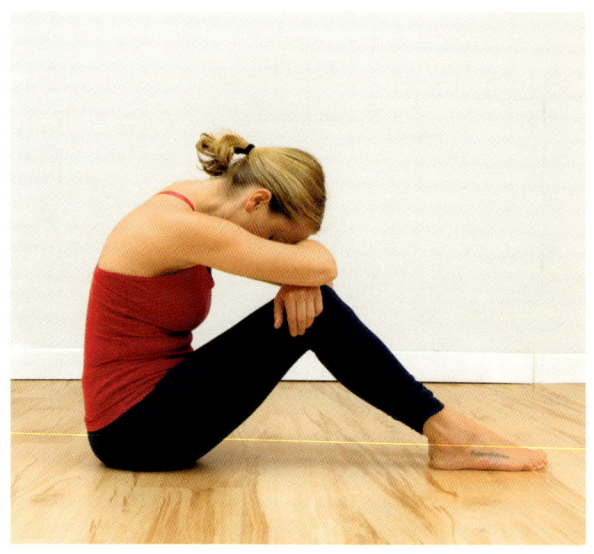

3. KINDESHALTUNG AUF KISSEN

Bringe die Knie zum Boden, öffne sie in einem für dich angenehmen Winkel und beuge den Oberkörper nach vorn. Bei Bedarf lege dir eine gefaltete Decke oder ein Kissen unter.

Alternativ komm in die Bauchlage.

Die Hände liegen übereinander unter der Stirn, die durch das Kissen etwas erhöht ist. Oberkörper und Arme sind entspannt.

Lass dich in die Position sinken und konzentriere dich auf eine ruhige tiefe Atmung.

Mindestens 10 Atemzüge verweilen.

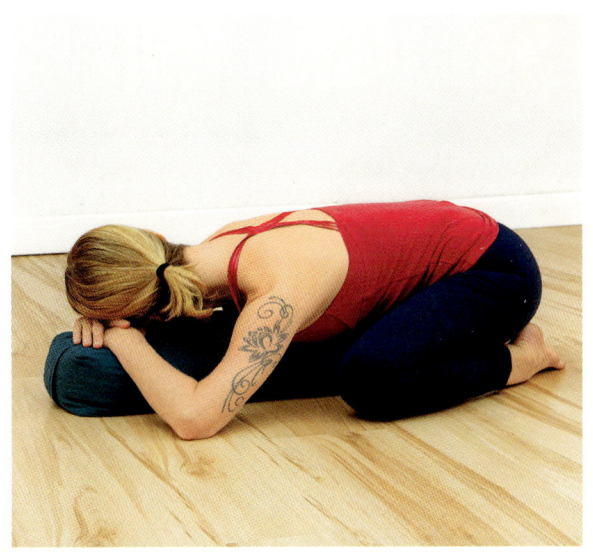

4. BEINE AN DER WAND

Komme in die Rückenlage und bringe das Becken so nah wie möglich an die Wand.

Strecke die Beine nach oben.

Wenn dir das zu anstrengend ist, beuge die Knie und stell die Fußsohlen an die Wand. Lege bei Bedarf ein Kissen unter den Kopf.

Die Augen schließen und hier mindestens 10 tiefe Atemzüge verweilen.

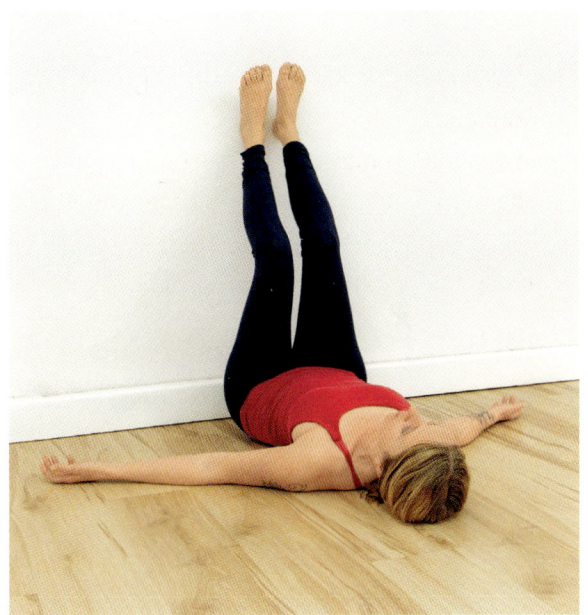

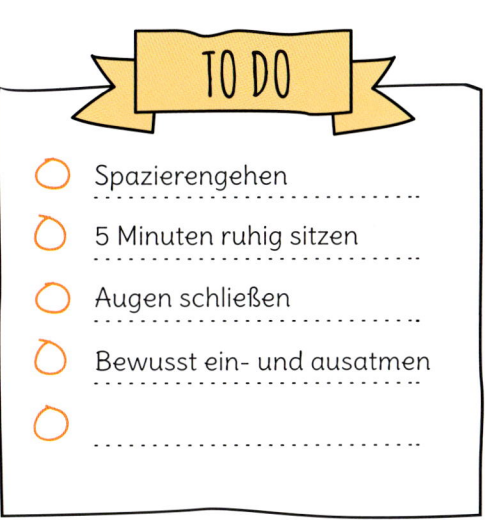

TO DO

- ◯ Spazierengehen
- ◯ 5 Minuten ruhig sitzen
- ◯ Augen schließen
- ◯ Bewusst ein- und ausatmen
- ◯ ....

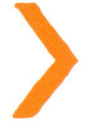

KIEFERSCHMERZEN UND ZÄHNEKNIRSCHEN

LÖSUNG: KIEFER- UND HALSMUSKELN ENTSPANNEN

Der Kaumuskel ist der stärkste Muskel des Körpers und wird oft unbewusst angespannt. Diese enorme Muskelspannung löst sich meistens nachts, worunter die Zähne enorm leiden. Doch mit folgenden Übungen kannst du vor dem Schlafengehen deinen Kiefer wunderbar entspannen – und deine Zähne schützen.

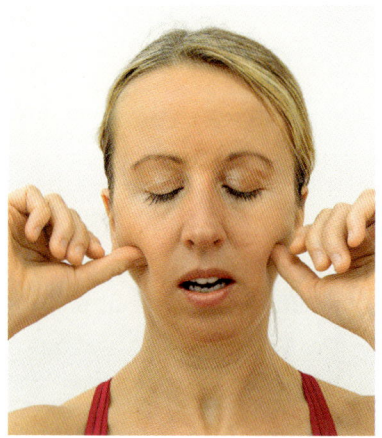

1. KIEFERMASSAGE

Öffne den Mund, sodass die Zahnreihen voneinander entfernt sind.

Schiebe beide Daumen in die Lücke zwischen Ober- und Unterkiefer und beginne, mit kleinen kreisenden Bewegungen die Kiefermuskeln sanft zu massieren.

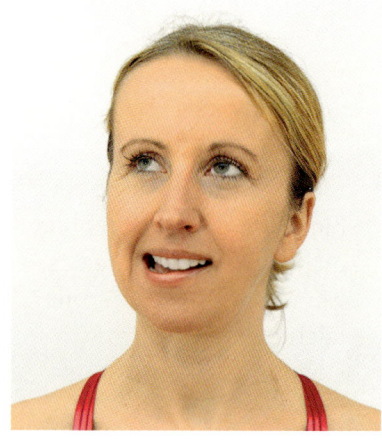

2. KIEFERGELENKSDEHNUNG SEITLICH

Komme in einen aufrechten Sitz.

Verschiebe den Unterkiefer zur rechten Seite, bis du in der linken Seite einen Zug spürst. Hilfreich ist es, vor dem Spiegel zu üben.

5–8 Atemzüge verweilen.

Dann den Unterkiefer zur linken Seite schieben.

 Prop: Spiegel

3. VORBEUGE IM STEHEN

Komme in einen aufrechten Stand.

Dann beuge die Knie und lass den Oberkörper locker in Richtung Oberschenkel sinken und hängen. Der Nacken ist entspannt.

Atme durch die Nase ein und töne mit der Ausatmung ein langes mmmmmmmmhhhh. Dies hört sich wie ein Bienensummen an.

8 Atemzüge verweilen.

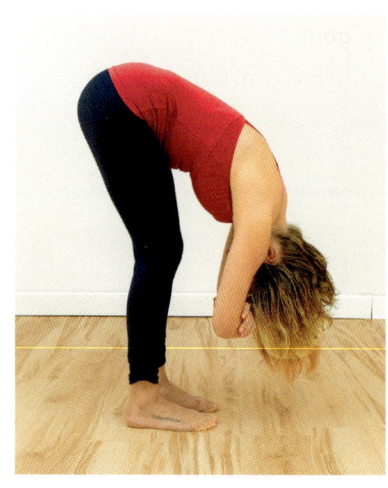

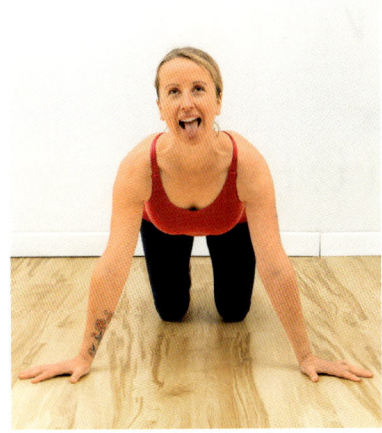

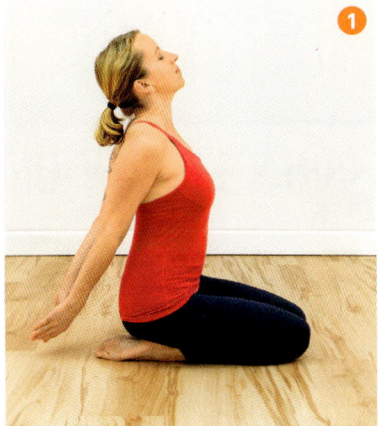

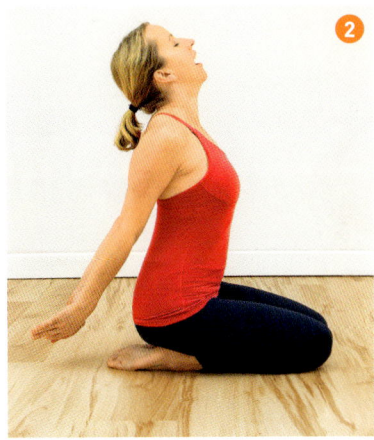

4. LÖWE

Komme in den Vierfüßler-stand.

Zieh die Schultern zurück, strecke die Arme durch und lass die Fingerspitzen nach außen zeigen. Hebe den Kopf so weit an, dass du im vorderen Halsbereich eine Dehnung spürst. Entspanne den Unterkiefer. Beim kräftigen Ausatmen strecke die Zunge, so weit du kannst, nach unten heraus.

So können Spannungen auf verschiedenen Ebenen gelöst werden.

5–8 Atemzüge verweilen.

5. RÜCKBEUGE MIT KIEFERDEHNUNG

Komme in einen aufrechten Fersensitz. Nimm dir bei Bedarf einen Block zu Hilfe.

1. Verschränke die Daumen hinter dem Rücken. Lehne dich zurück und hebe das Kinn so weit an, dass eine leichte bis mittelstarke Dehnung in der vorderen Hals- und Kiefermuskulatur zu spüren ist.

Der Mund bleibt dabei geschlossen.

 Der Kopf darf nicht im Nacken abknicken.

2. Nimm dieselbe Position wie zuvor ein. Übe zunächst die 1. Variante.

Als Nächstes öffne den Mund, so weit du kannst, und führe die Übung mit geöffnetem Mund durch.

Pro Variante 5–8 Atemzüge verweilen.

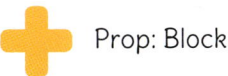 Prop: Block

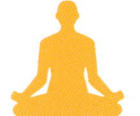 Gähnen (Kieferdehnung)

Beende die Übungssequenz im Liegen oder Sitzen mit einem herzhaften Gähnen, um die Kiefermuskeln zusätzlich zu entspannen.

Öffne den Mund weit und atme dabei lang aus.

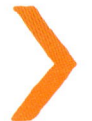

MIGRÄNE

> LÖSUNG: NACH INNEN KEHREN UND RUHE FINDEN

Bei Migräne stört jeder äußere Reiz. Aus diesem Grund eignen sich Übungen,
die für innere Ruhe sorgen und den Nacken-Kopf-Bereich entspannen.
Mit den folgenden Übungen kannst du aktiv an der Schmerzlinderung mitwirken.

1. VORBEUGE IM SITZEN MIT DECKE

Setze dich bequem mit gebeugten Beinen auf
den Boden oder auf einen Stuhl. Dabei kannst
du dich mit einer gefalteten Decke auf den
Oberschenkeln unterstützen.

Lass die Arme locker auf den Oberschenkeln
hängen oder schiebe sie unter die Oberschenkel. Beuge dich sanft nach vorn.

Der Fokus liegt auf der Ausatmung, die lang
und leicht sein soll.

10 Atemzüge verweilen.

 Props: Stuhl, Kissen

2. ADLERARME EINFACH

Komme in einen aufrechten Sitz und strecke
beide Arme lang nach vorn aus.

Führe den rechten Arm unter den linken und
lege beide Arme an die Schulterblätter, als
würdest du dich selbst umarmen. Der Brustwirbelbereich rundet sich dabei leicht.

8–10 Atemzüge hier verweilen.

Dann den linken Arm unter den rechten
führen.

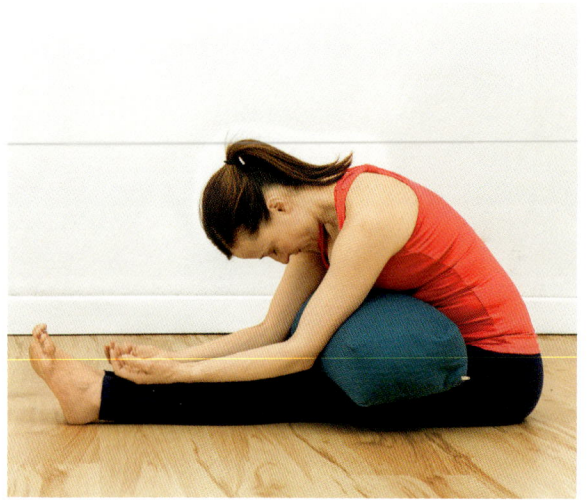

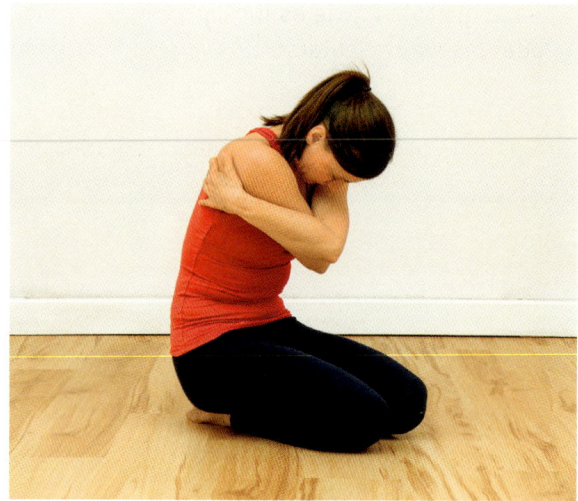

3. BEINE AN DER WAND

Komme in die Rückenlage und bringe das Becken so nah wie möglich an die Wand.

Strecke die Beine nach oben.

Wenn dir diese Übung zu anstrengend ist, beuge die Knie und stell die Fußsohlen an die Wand. Lege bei Bedarf ein Kissen unter den Kopf.

Die Augen schließen und hier für 2–4 Minuten verweilen.

 Prop: Kissen

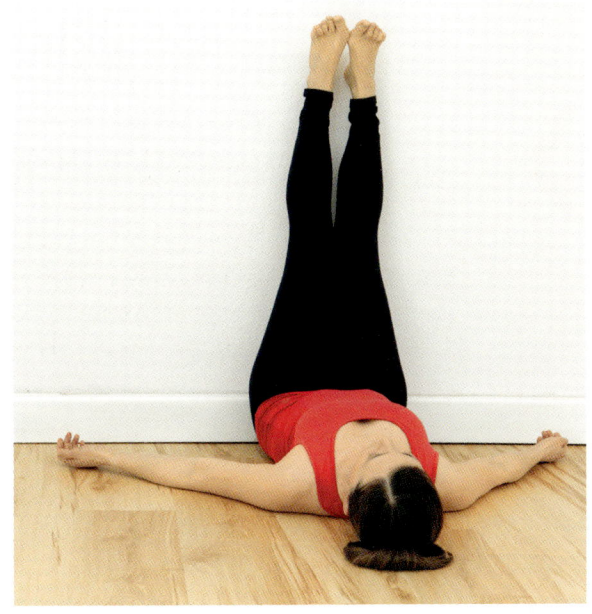

4. ENTSPANNUG MIT AUGENKISSEN

Komme in eine entspannte Rückenlage. Lege die Arme mit einem kleinen Abstand neben dem Körper ab, der Kopf liegt flach auf dem Boden oder auf einer Decke. Strecke die Beine aus und lass die Füße locker nach außen fallen.

Unterstützend wirken Dunkelheit, ein gelüfteter Raum sowie ein gekühltes Augenkissen. So lange ruhen, wie es für dich angenehm ist oder bis du einschläfst.

 Props: Decke, gekühltes Augenkissen

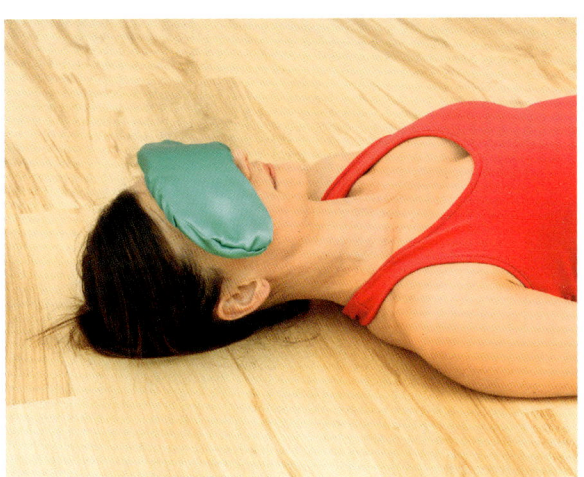

NACKENSCHMERZEN

LÖSUNG: NACKENMUSKELN ENTSPANNEN

Auslöser von Nackenschmerzen sind meist Muskelverspannungen im Schulterbereich und oberen Rücken sowie verkürzte Muskeln und zu schwache Muskeln im Oberkörper.

Neben den beschriebenen Yogaübungen ist es wichtig, dass du dich im Laufe des Tages immer wieder mobilisierst und dich an eine aufrechte Haltung erinnerst.

1. SEITLICHE NACKENDEHNUNG MIT ADLERARMEN

Komme in einen aufrechten Sitz.

Führe den linken Arm unter den rechten und wickle ihn um den rechten Ellenbogen. Wenn möglich, verschränke Hände oder Finger ineinander. Du solltest eine angenehme Dehnung im oberen Rücken spüren. Neige den Kopf zur rechten Seite, bis du die Dehnung in der linken Halsseite spürst.

5–8 Atemzüge hier verweilen.

Dann die Seite wechseln und den rechten Arm unter den linken führen.

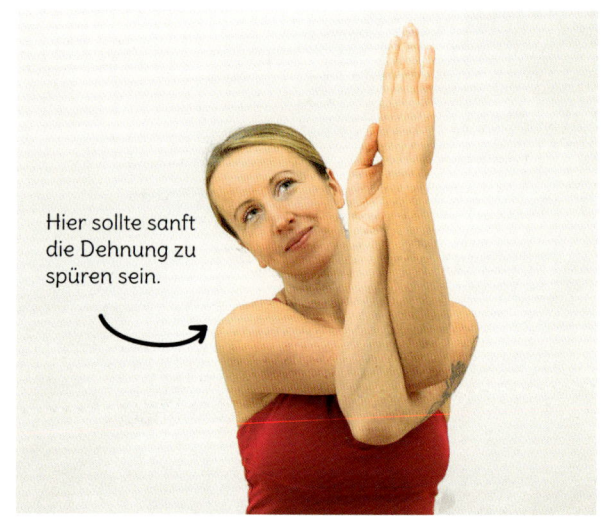

Hier sollte sanft die Dehnung zu spüren sein.

2. NACKENVORBEUGE MIT UNTER- STÜTZUNG DER HÄNDE

Komme in einen aufrechten Sitz und verschränke die Hände am Hinterkopf.

Beuge den Kopf langsam nach vorn und bewege dabei die Ellenbogen in Richtung Gesicht. Das Kinn zieht Richtung Brustkorb, bis du eine angenehme Dehnung im Nacken spürst. Achte darauf, dass der obere Rücken gerade bleibt.

5–8 tiefe Atemzüge hier verweilen.

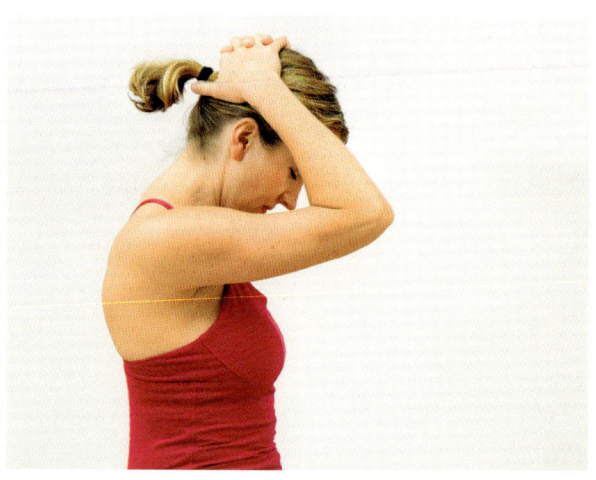

3. VORBEUGE MIT GESTRECKTEM ARM

Komme in den Vierfüßlerstand.

Die Knie sind unter den Hüften. Winkle den linken Arm an und lege ihn vor dir am Boden ab. Der Kopf ruht auf dem Arm oder auf dem Boden. Dann strecke den rechten Arm nach vorn oder zur Seite. Lass den Oberkörper Richtung Boden sinken, bis du eine angenehme Dehnung im Brustkorb und in der rechten Schulter verspürst.

5–8 Atemzüge halten, dann die Arme wechseln.

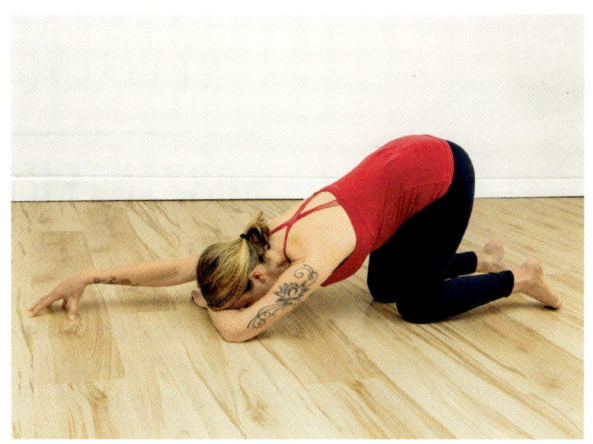

4. SCHULTERDEHNUNG IM LIEGEN

Lege dich auf den Bauch.

Strecke den rechten Arm möglichst auf Schulterhöhe seitlich am Boden aus. Die Handfläche zeigt zum Boden. Der Kopf ist gerade und geerdet, der Blick geht nach links.

Roll dich mithilfe der linken aufgestützten Hand so weit auf die rechte Seite, bis du eine Dehnung in der rechten Arminnenseite und in der rechten Schulter verspürst. Alternativ stellst du den linken Fuß hinter dem rechten Bein als Unterstützung auf.

5–8 Atemzüge halten, dann die Seite wechseln.

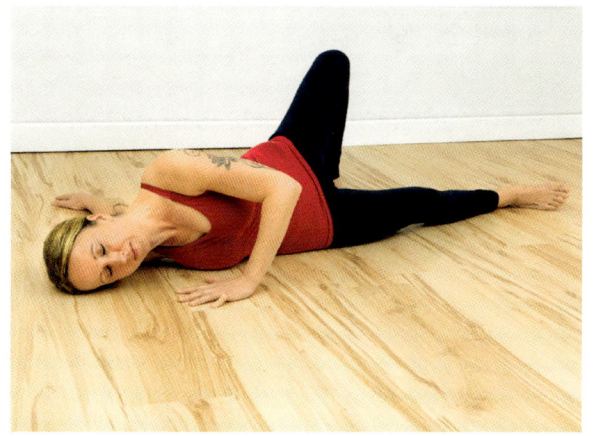

 Bei diesen Übungen bitte vorsichtig im Halswirbelbereich sein!

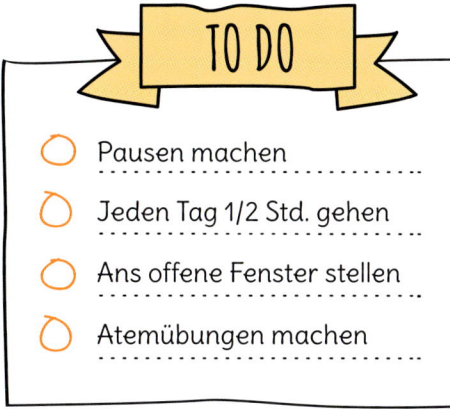

TO DO

○ Pausen machen

○ Jeden Tag 1/2 Std. gehen

○ Ans offene Fenster stellen

○ Atemübungen machen

REIZÜBERFLUTUNG

LÖSUNG: KONZENTRIERE DICH AUF EINE SACHE

In unserer heutigen Zeit sind wir vielen äußeren Reizen ausgesetzt, denen wir uns nicht entziehen können. Infolgedessen verlieren wir unseren Aufmerksamkeitsfokus und fühlen uns schneller erschöpft. Umso wichtiger ist es, öfter mal innezuhalten und sich selbst eine Auszeit zu gönnen. 5–10 Minuten reichen schon, um wieder klarer denken zu können.

1. KRIEGER III

Komme in einen stabilen Stand. Strecke das rechte Bein nach hinten aus und fixiere einen ruhigen Punkt vor dir.

5–8 Atemzügen halten, dann das linke Bein nach hinten ausstrecken.

 Balanceübungen helfen dir, in der Gegenwart zu bleiben.

2. FOKUSSIERTES ATMEN

Fokussiere dich auf einen ruhigen Punkt und nimm deinen Atem wahr. Beobachte, wie er kommt und geht.

Entspanne Schultern und Kiefergelenk.

3–5 Minuten verweilen.

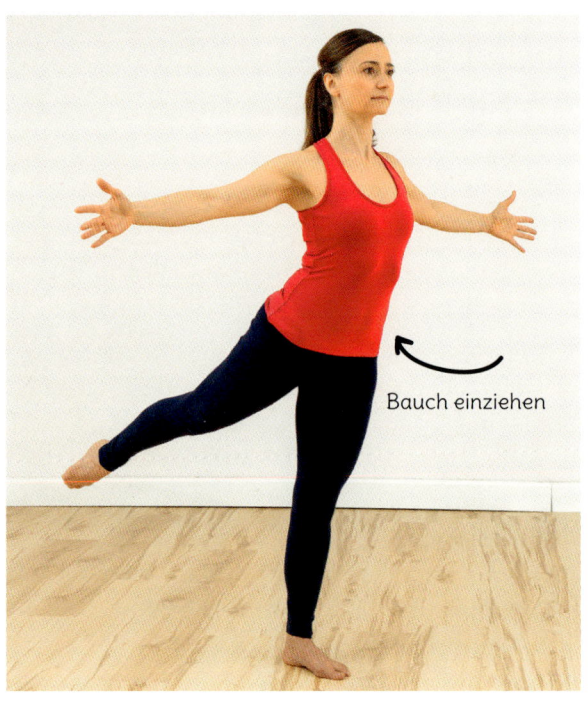

Bauch einziehen

TO DO

○ Radio aus

○ Handy weg

○ Computer verlassen

○ In einen ruhigen Raum gehen

○ Nichts tun ;-)

○ Unsere Yogaübung machen!

3. ENTSPANNUNG

Komme in die Rückenlage.

Nimm die Empfindungen in den verschiedenen Körperteilen wie Füße, Beine, Hüfte, Rumpf, Schulter, Arme, Nacken und Gesicht wahr. Lass die Schwerkraft auf diese Körperteile wirken. Mit jeder Ausatmung, gibst du mehr Gewicht in den Boden ab.

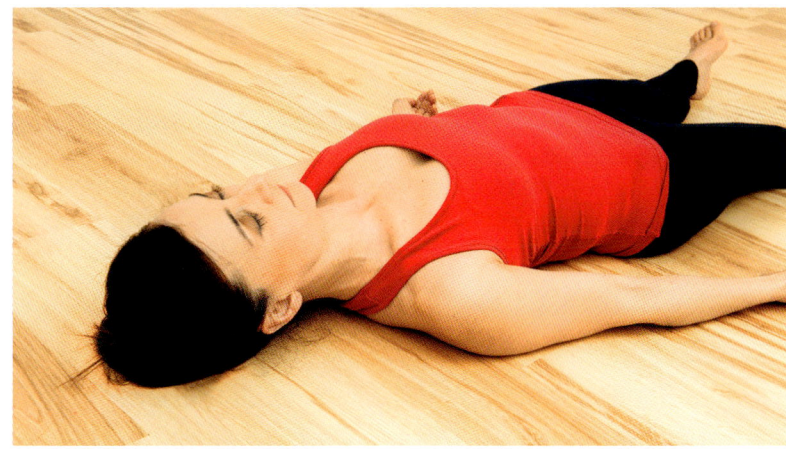

4. DYNAMISCHE VORBEUGE AUF DEM STUHL

Setze dich auf einen Stuhl.

1. Strecke beim Einatmen die Arme nach oben.

2. Beim Ausatmen beuge den Oberkörper nach vorn und nimm die Arme mit. Stell dir vor, dass du mit der Ausatmung schwere Gedanken loslässt.

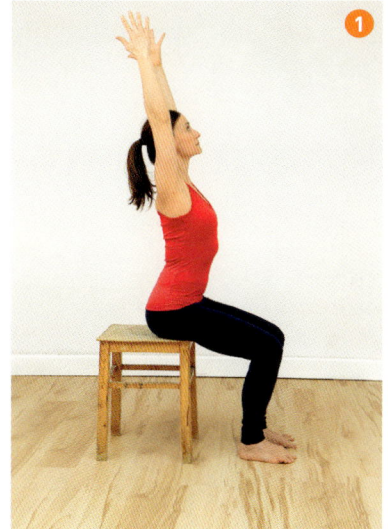
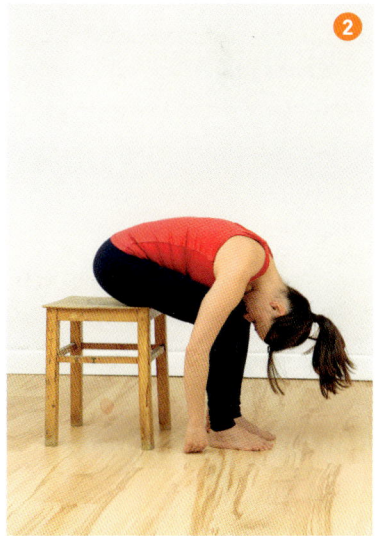

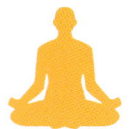
Eine weitere hilfreiche Übung findest du auf Seite 60: „Langes Ausatmen durch den Mund".

SCHLAFLOSIGKEIT

LÖSUNG: WACHPHASEN ZULASSEN

Schlaflosigkeit äußert sich oft in Schlafpausen, die eigentlich ganz normal sind. Denn jeder hat einen anderen Schlafrhythmus, der durch verschiedene Lebensphasen beeinflusst wird. Allein zu erkennen, dass man nicht unbedingt durchschlafen muss, nimmt den Druck. Die Übungen helfen dir, dich in den Wachphasen zu erholen und den Körper zu regenerieren.

1. DYNAMISCHE VORBEUGE IM STEHEN

Komme ins Stehen oder in einen aufrechten Sitz.

1. Strecke die Arme beim Einatmen nach oben.

2. Beuge dich beim Ausatmen nach vorn.

> **Wichtig:** Lang und ausgedehnt durch den Mund ausatmen.

Mindestens 10 Atemzüge verweilen.

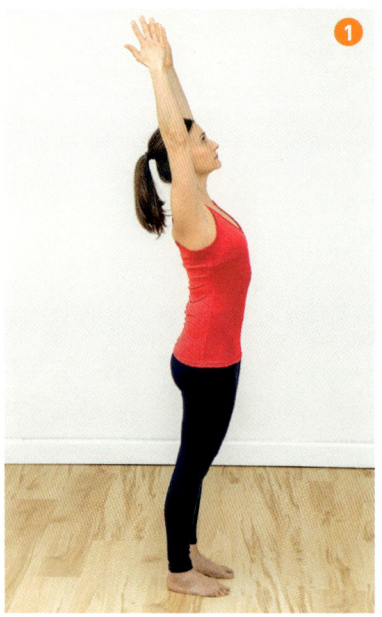

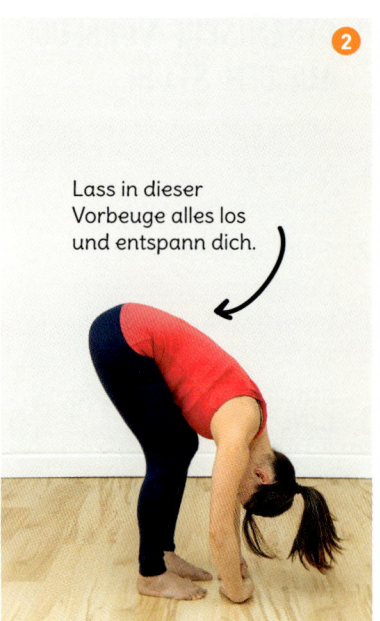

Lass in dieser Vorbeuge alles los und entspann dich.

TO DO

- ◯ Schlafzimmer gut lüften
- ◯ Handy weglegen
- ◯ 30 Min. vorher keine Aufregung
- ◯ Tee trinken
- ◯ Buch lesen (im Sessel)
- ◯ Entspannung im Liegen S. 63

2. ROTATION IM LIEGEN

Lege dich auf den Rücken und stelle die Füße etwas mehr als hüftbreit vor dem Gesäß auf. Atme durch die Nase ein und aus.

1. Lass beim Ausatmen die Beine parallel wie ein Scheibenwischer langsam nach links sinken.

2. Beim Einatmen bringe die Beine wieder in die Mitte und lass sie beim nächsten Ausatmen nach rechts sinken.

Mindestens 8-mal pro Seite wiederholen.

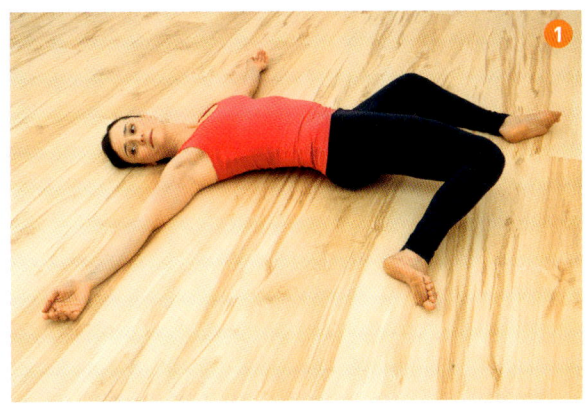

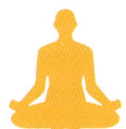 Verbinde die Bewegung mit der Atmung. Formuliere für dich: „Beim Einatmen entspanne und erhole ich mich, beim Ausatmen lasse ich los."

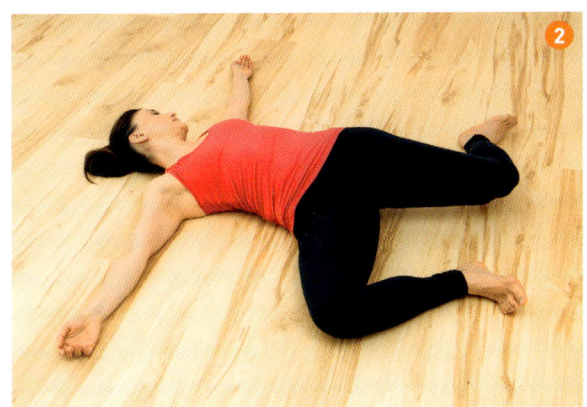

3. KINDESHALTUNG AUF KISSEN

Bringe die Knie zum Boden und öffne sie in einem für dich angenehmen Winkel. Lege bei Bedarf eine Decke oder ein Kissen vor die Knie und beuge den Oberkörper nach vorn.

Alternativ komm in die Bauchlage.

Die Unterarme liegen auf dem Boden neben dem Kopf, der etwas erhöht auf dem Kissen liegt. Oberkörper und Arme sind entspannt.

Lass dich in die Position sinken und konzentriere dich auf eine ruhige tiefe Atmung.

Mindestens 10 Atemzüge hier verweilen.

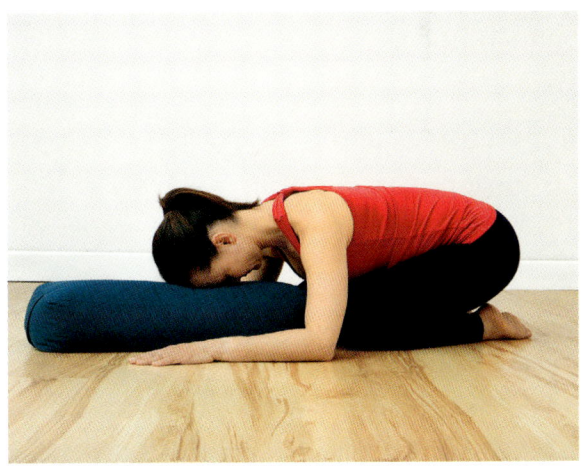

 Props: Decke oder Kissen

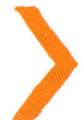

STRESSBEDINGTE KOPFSCHMERZEN

⟩ LÖSUNG: LANG AUSATMEN UND DEN NACKEN DEHNEN

Diese Übungen dehnen und mobilisieren den Schulter- und Nackenbereich.
Die Wirkung wird durch eine tiefe, ruhige Atmung unterstützt, wobei der Fokus auf einer langen
Ausatmung liegt. Um den gewünschten Effekt, also eine Entspannung in den Muskeln zu erreichen,
ist es notwendig, jeweils 2–3 Minuten in den Positionen zu verweilen und dabei tief zu atmen.

1. SEITLICHE NACKENDEHNUNG MIT AKTIVEN ARMEN

Komme in den Stand und strecke die Arme nach unten.

1. Neige den Kopf zur rechten Seite, sodass das Ohr in Richtung rechte Schulter fällt.

    5–8 Atemzüge verweilen, dabei an der Dehnung dieser Partie arbeiten. Behutsam lösen.

2. Dann die Seite wechseln und den Kopf zur linken Seite neigen.

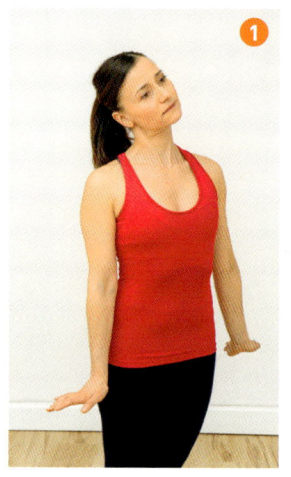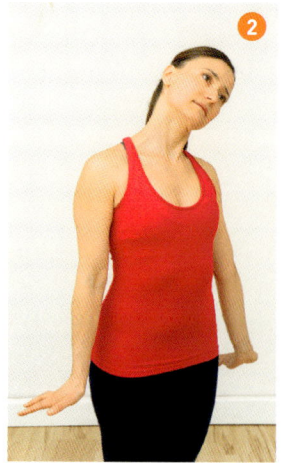

2. KINDESHALTUNG

Bringe die Knie zum Boden, öffne sie in einem für dich angenehmen Winkel und beuge den Oberkörper nach vorn. Bei Bedarf lege dir eine gefaltete Decke oder ein Kissen unter.

Alternativ komm in die Bauchlage.

Die Hände oder ein Block liegen unter der Stirn, sodass sie leicht erhöht ist. Oberkörper und Arme sind entspannt.

Atme tief ein und aus.

2–3 Minuten hier verweilen.

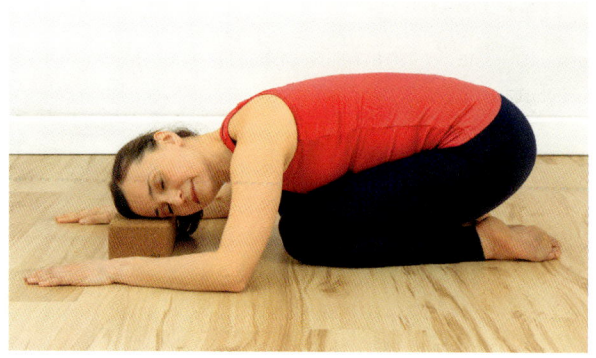

 Props: Decke, Kissen oder Block

SPANNUNGSKOPFSCHMERZEN

LÖSUNG: NACKENMUSKULATUR ENTLASTEN

Die Spannungen beginnen meist durch ständige Fehlhaltungen im Nacken und breiten sich dann langsam Richtung Kopf aus. Durch die Muskelverspannungen in diesem Bereich steigt der Druck im Kopf an. Doch mit sanften Dehnungen im Schulter-Nacken-Bereich und einer Kopfmassage kannst du den Schmerz lindern.

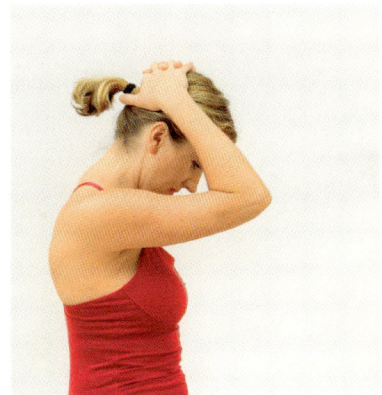

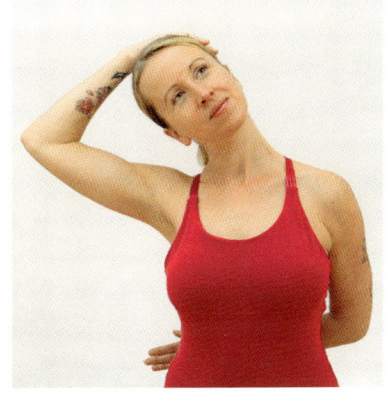

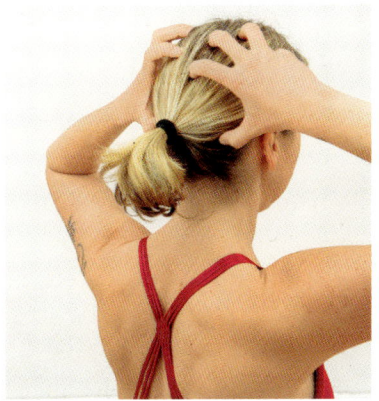

1. NACKENVORBEUGE MIT UNTERSTÜTZUNG DER HÄNDE

Komme in einen aufrechten Sitz und verschränke die Hände am Hinterkopf.

Bewege den Kopf langsam nach vorn und die Ellenbogen Richtung Gesicht. Das Kinn zieht zum Brustkorb, bis du eine angenehme Dehnung im Nacken spürst. Achte darauf, dass der obere Rücken gerade bleibt.

5–8 tiefe Atemzüge halten.

2. NACKENDEHNUNG SEITLICH

Komme in einen aufrechten Sitz und lege die rechte Hand an die linke Schläfe. Die linke Hand legst du hinter den Rücken.

Neige den Kopf zur rechten Schulter und zieh das Kinn leicht zum Brustkorb, bis du eine Dehnung in der linken Nackenseite spürst.

5–8 tiefe Atemzüge halten, dann die Seite wechseln.

3. KOPFMASSAGE

Um die Spannung in der Kopfhaut zu lösen, massiere kraftvoll mit den Fingerspitzen den ganzen Kopf, als wolltest du dir die Haare waschen.

Dabei entspannt ein- und ausatmen.

TINNITUS

LÖSUNG: LANG AUSATMEN

Die Ursache Nummer eins für störende Geräusche im Ohr ist Stress. Der durch Stress erhöhte Muskeltonus im Kiefer und Nackenbereich beeinflusst den Hörnerv. Den Ton kannst du nicht abstellen, aber du kannst aktiv deine Wahrnehmung verändern und für Entspannung in Kiefer und Nacken sorgen. Anstatt den Ton zu bekämpfen, atme lang aus und nutze ihn als Signal, um einen Gang runterzuschalten.

1. RÜCKBEUGE MIT KIEFERDEHNUNG

Komme in einen aufrechten Sitz.

1. Verschränke die Daumen hinter dem Rücken. Lehn dich zurück und heb das Kinn so weit an, bis eine leichte bis mittelstarke Dehnung in der vorderen Hals- und Kiefermuskulatur zu spüren ist.

2. Übe die Position zuerst mit geschlossenem Mund, danach öffne den Mund, so weit du kannst. Pro Variante 5–8 Atemzüge verweilen.

 Achtung: Der Kopf darf nicht im Nacken abknicken.

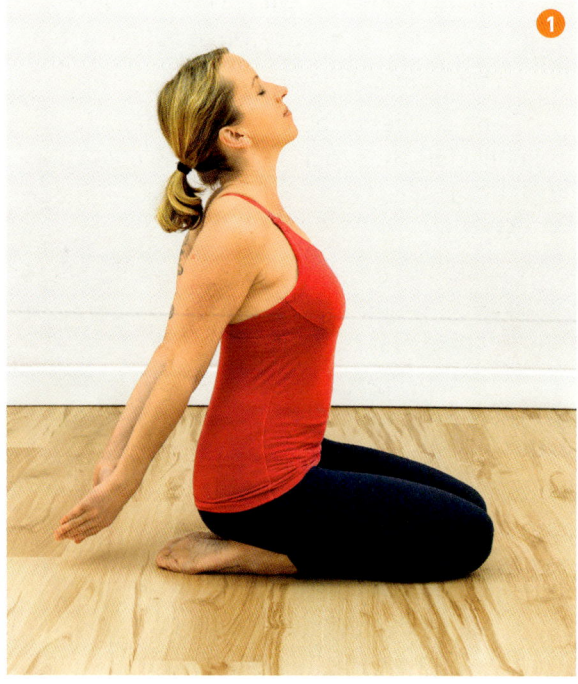

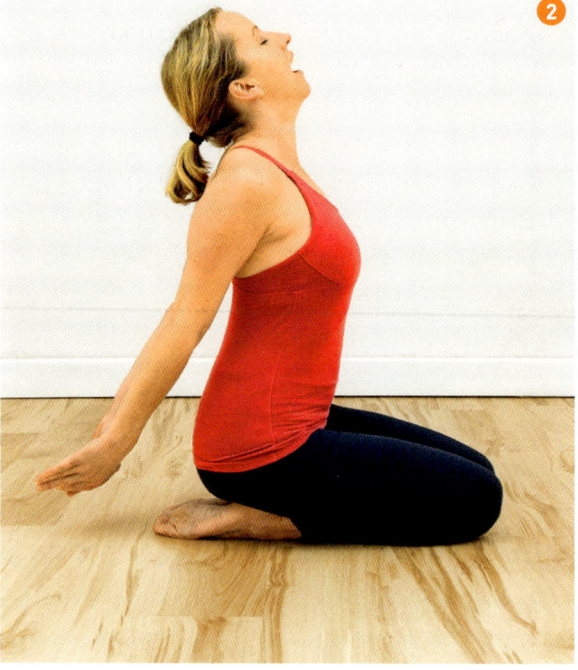

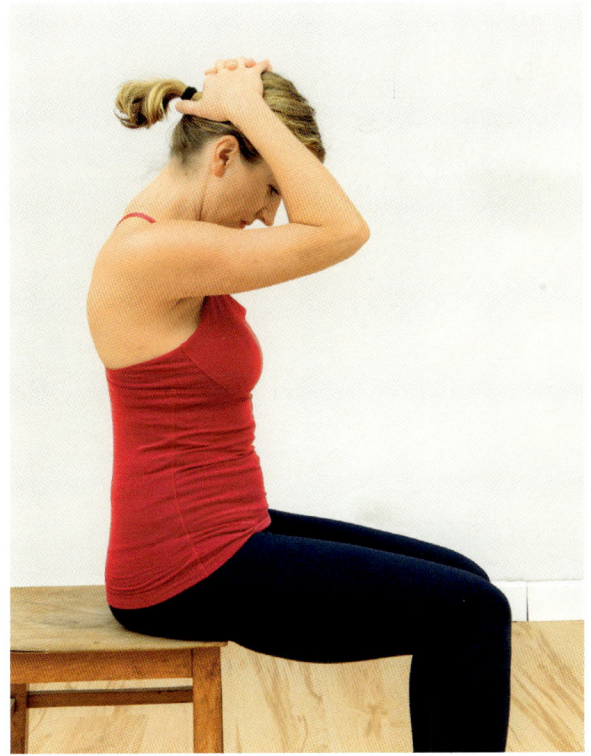

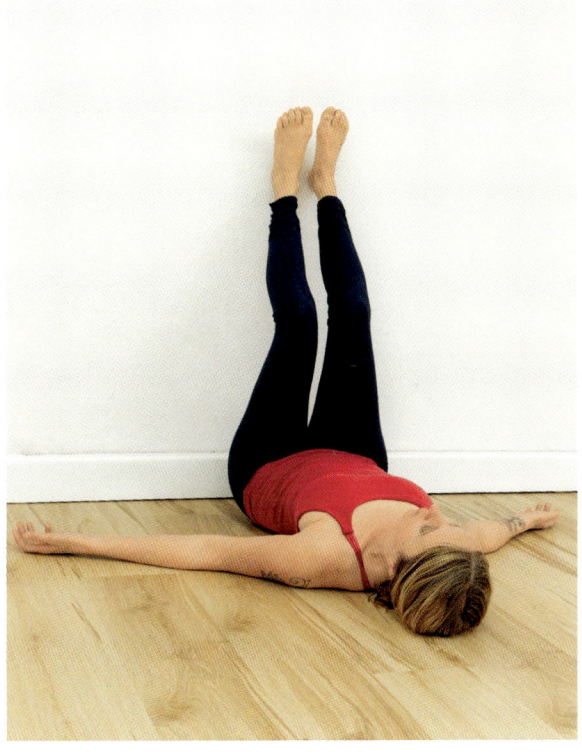

2. NACKENVORBEUGE MIT UNTER-STÜTZUNG DER HÄNDE

Komme in einen aufrechten Sitz und verschränke die Hände am Hinterkopf.

Beuge den Kopf langsam nach vorn und bewege dabei die Ellenbogen in Richtung Gesicht. Das Kinn zieht so weit Richtung Brustkorb, bis du eine angenehme Dehnung im Nacken spürst. Achte darauf, dass der obere Rücken gerade bleibt.

5–8 tiefe Atemzüge hier verweilen.

3. BEINE AN DER WAND

Komme in die Rückenlage und bringe das Becken so nah wie möglich an die Wand.

Strecke die Beine nach oben.

Wenn dir diese Übung zu anstrengend ist, beuge die Knie und stell die Fußsohlen an die Wand. Lege bei Bedarf ein Kissen unter den Kopf.

Die Augen schließen und mindestens 10 tiefe Atemzüge hier verweilen.

 Props: Decke oder Kissen

4. BIENENATMUNG (BRAHMARI)

Komme in den aufrechten Stand oder Sitz.

Atme durch die Nase ein und töne mit der Ausatmung ein langes und tiefes mmmm-mmmmhhhh. Dies hört sich wie ein Bienen-

summen an. Falls sich das Summen nicht angenehm anfühlt, atme sehr langsam und kontrolliert durch den Mund aus.

Mindestens 10 Atemzüge verweilen.

SCHULTERN, ARME UND HÄNDE

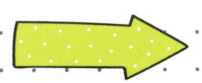 **Prophylaktische Übung**

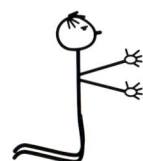 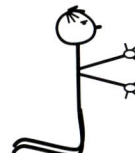 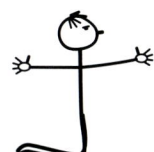 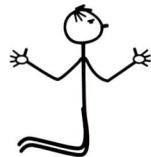

EINATMEN
Arme nach vorn strecken, Daumen zeigen nach oben

AUSATMEN
Handflächen nach oben drehen, Daumen zeigen nach außen

EINATMEN
Arme nach außen strecken, Handflächen zeigen nach oben

AUSATMEN
Ellenbogen beugen und hinter den Körper ziehen

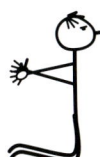 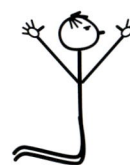 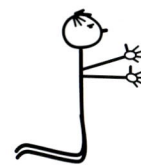

EINATMEN
Arme nach hinten strecken
AUSATMEN
Bauch aktivieren

EINATMEN
Arme nach oben strecken

AUSATMEN
Arme nach vorn strecken, Daumen zeigen nach oben

Ich nehme mir jeden Tag Zeit für mich, um ein wenig zu üben, bewusst zu atmen und mich wahrzunehmen.

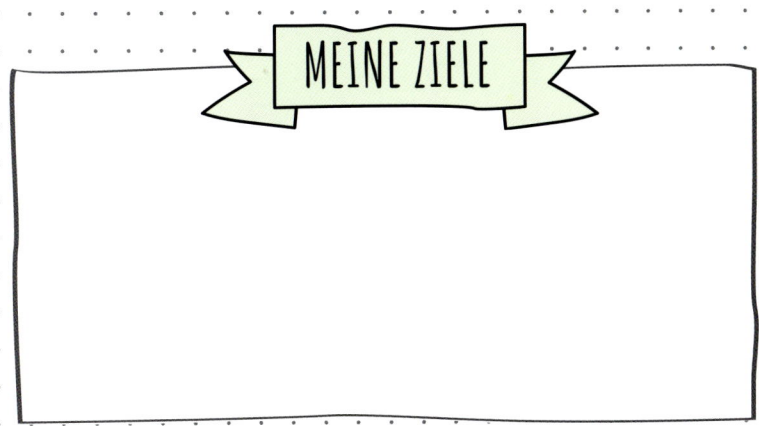 **MEINE ZIELE**

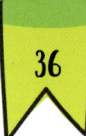

IMPINGEMENT UND KALKSCHULTER

LÖSUNG: SCHULTERN STABILISIEREN

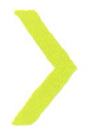

Weil wir uns im Lauf des Tages oft nach vorn beugen, können sich die Schultern nicht entspannen. Zu schwache obere Rückenmuskeln sowie eine verkürzte Brustmuskulatur begünstigen die Enge zwischen Schulterdach und Oberarmknochen, was zu Bewegungseinschränkungen führt.

Durch die Übungen schaffst du Raum in der Körpervorderseite und stärkst deinen oberen Rücken, sodass die Schultern sich in ihrer optimalen Position ausrichten können.

1. KOBRA MIT 90 GRAD GEBEUGTEN ARMEN

1. Lege dich auf den Bauch. Strecke die Arme seitlich aus und lege die Unterarme wie ein Kaktus nach oben, sodass Schultern und Ellenbogen eine Linie bilden. Die Handflächen zeigen zum Boden.

2. Drücke nun den Fußspann in den Boden und hebe die Knie leicht an, sodass die Beine aktiviert sind. Beim Einatmen hebe Oberkörper, Kopf und gebeugte Arme an, beim Ausatmen legst du alle Körperteile wieder am Boden ab.

   Die Arme bleiben unverändert. Gehe so weit nach oben, dass du die Kraft aus dem Rücken spürst.

   Mindestens 8-mal wiederholen.

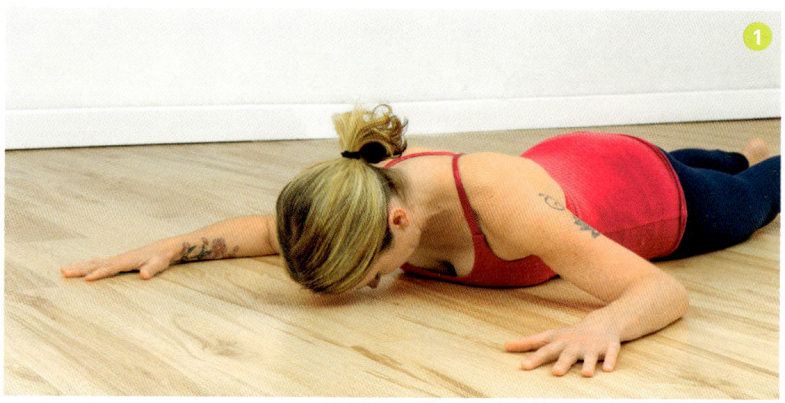

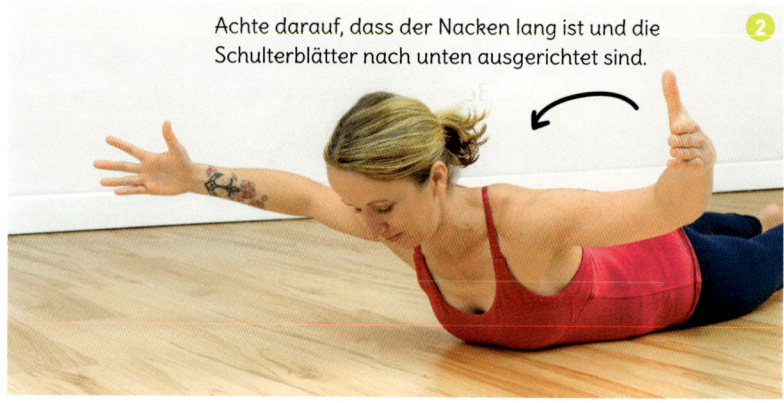

Achte darauf, dass der Nacken lang ist und die Schulterblätter nach unten ausgerichtet sind.

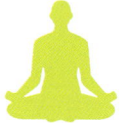

Eine weitere hilfreiche Übung findest du auf Seite 38: „Schulterdehnung im Liegen mit angehobenem Arm".

2. VIERFÜSSLERSTAND MIT KO-KONTRAKTION

Komme in den Vierfüßlerstand. Die Hände liegen unter den Schultern auf. Spreize alle 10 Finger und drücke Handflächen und Finger fest in den Boden.

Beginne nun mit der Ko-Kontraktion: Stell dir vor, dass du den Boden unter den Händen in verschiedene Richtungen verschieben willst. Diese Muskelaktivität solltest du bis in die Schultern spüren.

1. **Variante:** Die Hände in Gedanken zueinanderziehen
2. **Variante:** Die Hände in Gedanken voneinander wegschieben
3. **Variante:** Die Hände diagonal abwechselnd voneinander wegschieben

Je Variante 8 Atemzüge verweilen.

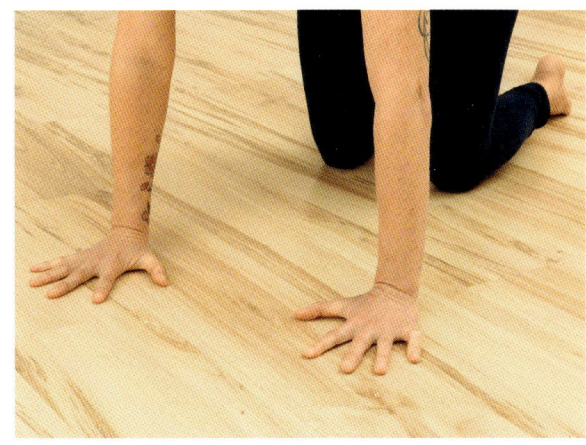

 Tipp: Falls du die Übung intensivieren möchtest, platziere eine Decke unter den Händen und bewege mit Hilfe der Ko-Kontraktion die Decke.

3. RÜCKBEUGE IM LIEGEN MIT ARMDEHNUNG

Lege dich mit dem Rücken auf eine gefaltete Decke oder ein Kissen, sodass Kopf und Rumpf etwas höher als Beine und Becken liegen. Die Beine sind zur Seite angewinkelt und die Fußsohlen berühren sich.

Alternativ strecke die Beine am Boden aus.

 Props: Decke, Kissen

1. Die Arme liegen schulterbreit am Boden neben dem Rumpf.
2. Hebe beim Einatmen die Arme senkrecht nach oben und lass sie beim Ausatmen in Richtung Boden sinken.

Mindestens 8-mal wiederholen.

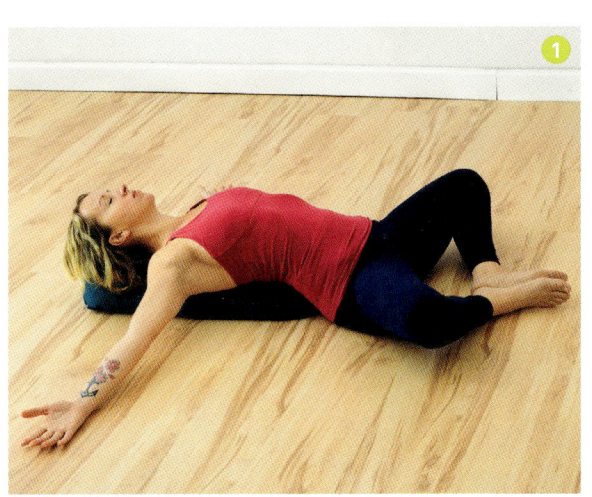

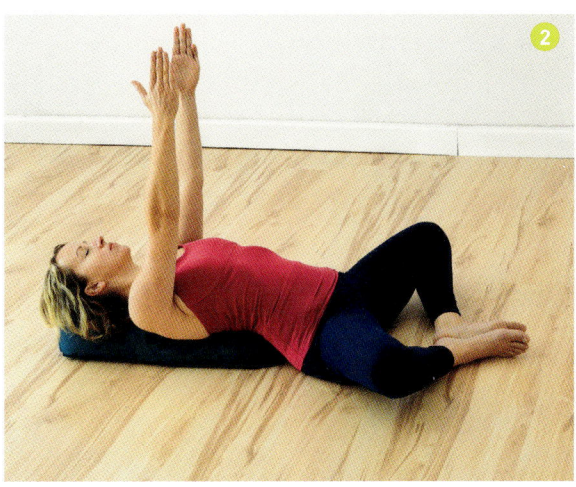

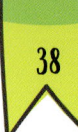
GOLFER- ODER TENNISELLENBOGEN

LÖSUNG: DEHNEN ENTLANG DER FASZIENKETTE

Einseitige und häufig wiederholte Handbewegungen erzeugen eine stetige Muskelanspannung in den Unterarmen. Erfolgt keine Entlastung, kann diese Spannung zu Reizungen der Sehnen im Ellenbogen führen und Schmerzen verursachen.

Die Übungen berücksichtigen die ganze Faszienkette von den Händen bis zur Schulter und entlasten auch die benachbarten Gelenke.

1. SCHULTERDEHNUNG IM LIEGEN MIT ANGEHOBENEM ARM

Komme in die Bauchlage.

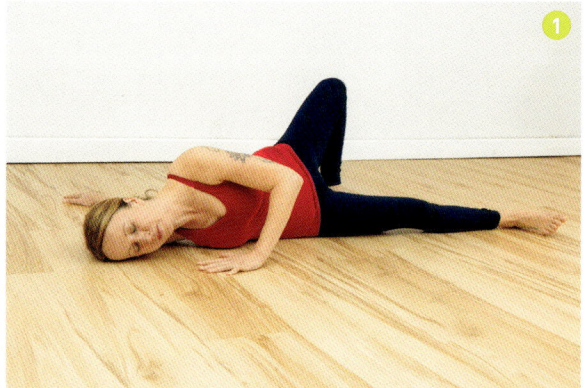

1. Strecke den rechten Arm auf Schulterhöhe seitlich am Boden aus. Die Handfläche zeigt zum Boden. Der Kopf dreht nach links, dabei ist der Nacken möglichst gerade. Unterstütze dich mit der linken Hand und rolle dich vorsichtig so weit auf die rechte Seite, bis du eine Dehnung in der rechten Arminnenseite und in der rechten Schulter spürst. Stell, wenn möglich, den linken Fuß hinter dem rechten Bein zur Unterstützung auf.

   Alternativ beuge beide Knie.

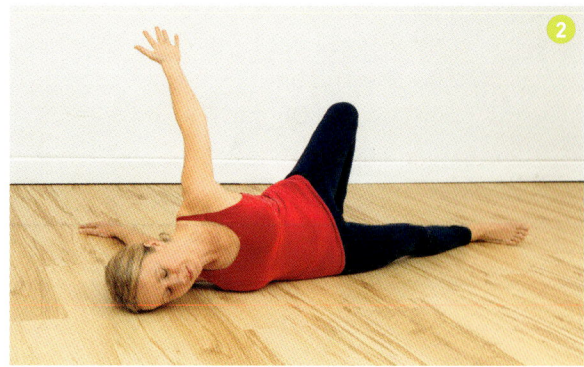

2. Hebe den linken Arm und bewege ihn weit hinter die Körperlinie, bis du auch in der linken Schulter eine Dehnung spürst.

   5–8 Atemzüge hier verweilen, dann zur anderen Seite wechseln.

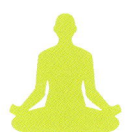

Eine weitere hilfreiche Übung findest du auf Seite 45: „Handgelenkdehnung an der Wand".

2. ARMDEHNUNG AN DER WAND

Komme in einen aufrechten Stand und strecke beide Arme wie ein V nach oben aus. Platziere die Handflächen am Türrahmen. Strecke nun auch den Rücken und die Beine.

Mit dieser Körperspannung lehnst du dich nach vorn, wobei die Hände aktiv gegen den Türrahmen drücken. Lass dich soweit nach vorn sinken, bis du eine Dehnung in den Innenseiten der Arme und in den Schultern spürst.

Mindestens 10 Atemzüge hier verweilen.

 Props: Türrahmen oder ähnlich stabiler Widerstand.

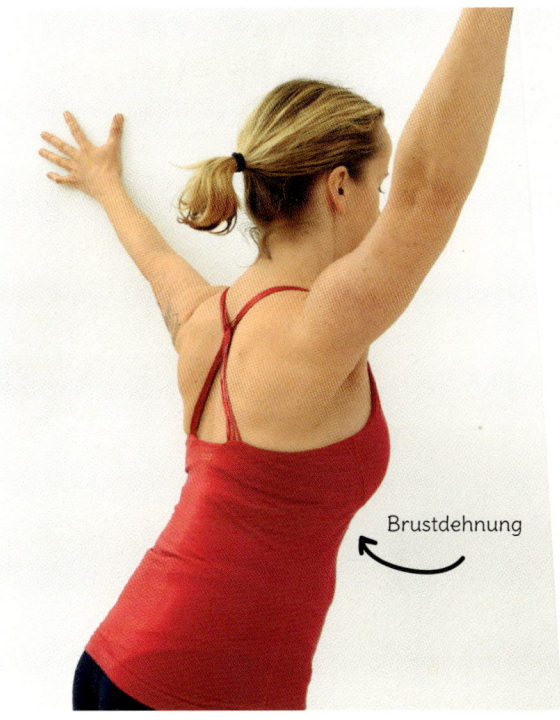

Brustdehnung

3. TRIZEPSDEHNUNG

Komme in einen aufrechten Sitz oder Stand. Strecke den linken Arm nach oben und beuge ihn soweit nach hinten, dass du die Handfläche möglichst auf dem oberen Rücken ablegen kannst. Schiebe den Hinterkopf gegen den gebeugten Arm, bis du eine Dehnung in der Schulter und im Oberarm spüren kannst.

5–8 Atemzüge hier verweilen, dann den rechten Arm strecken und beugen.

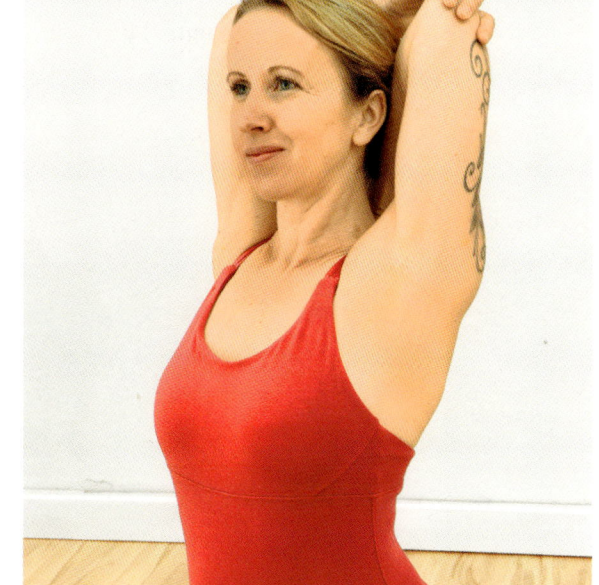

 Achte darauf, dass Nacken und Rücken gerade bleiben.

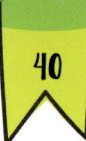

BIZEPS- UND SEHNENSCHEIDENENTZÜNDUNG

LÖSUNG: STABILISIEREN DER NACHBARGELENKE

Entzündungen brauchen vor allem Zeit, um zu heilen. Damit sie vollständig abklingen können, sind Geduld und eine nicht zu frühe Belastung wichtig. Die Übungen fördern den Heilungsprozess und entlasten sowohl Ellenbogen als auch Schultergelenk.

1. HANDGELENKDEHNUNG AN DER WAND

Stell dich vor eine Wand, strecke den linken Arm und lege die Handfläche an die Wand. Die Fingerspitzen zeigen nach links.

Drücke die Handfläche fest gegen die Wand und drehe den Körper so weit wie möglich zur Raummitte. Du solltest eine angenehme Dehnung in der Brustmuskulatur und der Arminnenseite spüren.

Mindestens 10 Atemzüge hier verweilen und dann zur rechten Seite wechseln.

2. UMGEKEHRTE GEBETSHALTUNG MIT NACKENDEHNUNG

Komme in einen aufrechten Sitz oder Stand.

1. Bringe die Hände hinter den Rücken und lege sie mit den Fingerspitzen nach oben oder nach unten in Gebetsposition zusammen. Wenn das nicht möglich ist, platziere einen Widerstand, etwa einen Ball, zwischen den Händen.

2. Neige den Kopf so weit zur linken Seite, bis du eine Dehnung spürst. Mindestens 10 Atemzüge hier verweilen, dann den Kopf zur rechten Seite neigen.

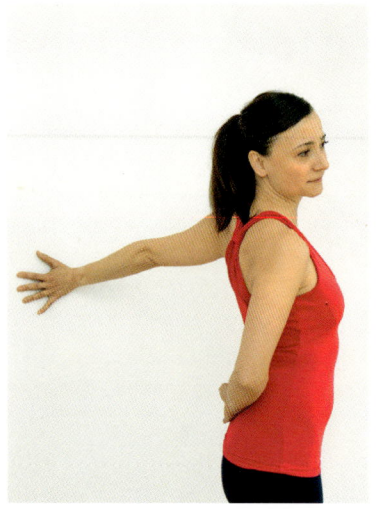

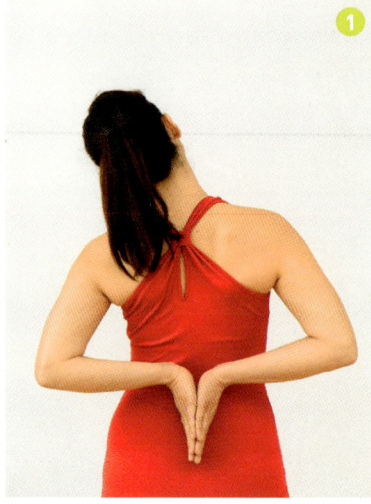

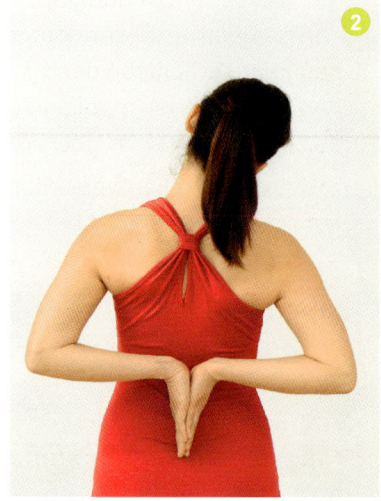

3. KOBRA MIT 90 GRAD GEBEUGTEN ARMEN

Komme in die Bauchlage.

1. Strecke die Arme seitlich aus und lege die Unterarme wie ein Kaktus nach oben, sodass Schultern und Ellenbogen eine Linie bilden. Die Handflächen zeigen zum Boden.

2. Drücke nun den Fußspann in den Boden und hebe die Knie leicht an, sodass die Beine aktiviert sind. Beim Einatmen hebe Oberkörper, Kopf und gebeugte Arme an, beim Ausatmen legst du alle Körperteile wieder am Boden ab.

Die Arme bleiben unverändert. Gehe so weit nach oben, dass du die Kraft aus dem Rücken spürst.

Mindestens 8-mal wiederholen.

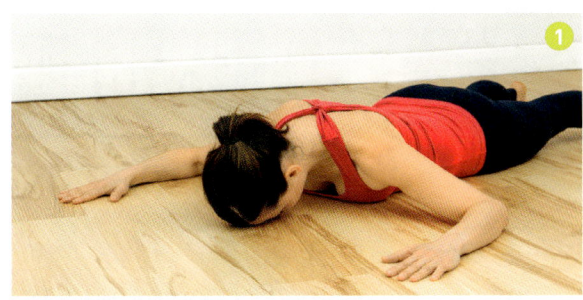

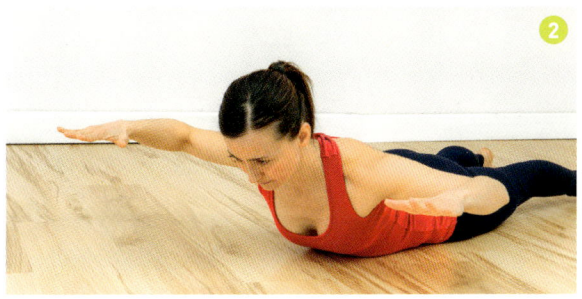

 Achte darauf, dass der Nacken lang ist und die Schulterblätter nach unten ausgerichtet sind.

4. TRIZEPSDEHNUNG

Komme in einen aufrechten Sitz oder Stand. Strecke den linken Arm nach oben und beuge ihn soweit nach hinten, dass du die Handfläche möglichst auf dem oberen Rücken ablegen kannst. Schiebe den Hinterkopf gegen den gebeugten Arm, bis du eine Dehnung in der Schulter und im Oberarm spüren kannst.

5–8 Atemzüge hier verweilen, dann den rechten Arm strecken und beugen.

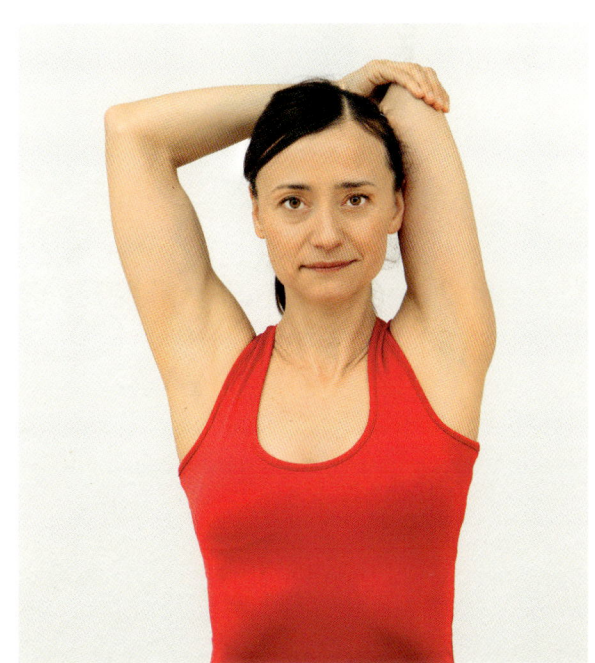

 Achte darauf, dass Nacken und Rücken gerade bleiben.

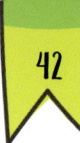

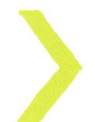

HANDGELENKSCHMERZEN UND MAUSARM

LÖSUNG: HÄNDE UND UNTERARME DEHNEN

In unserem Alltag arbeiten wir ständig mit den Händen, dabei wird die Innenseite der Unterarmmuskulatur zu sehr in eine Richtung beansprucht. Wir haben vier Übungen konzipiert, die dir helfen diese Muskulatur sanft zu dehnen und das Handgelenk zu mobilisieren. Dennoch ist es wichtig, dass du die Ursache behebst und die krank machenden Bewegungen vermeidest, damit die Entzündung heilen kann.

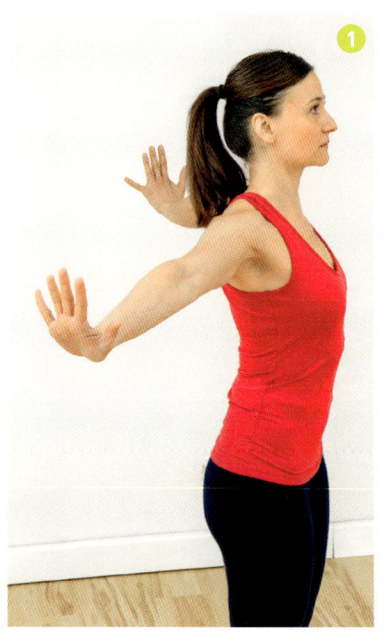
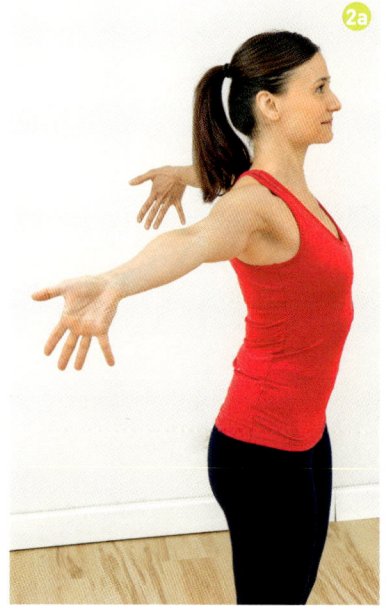
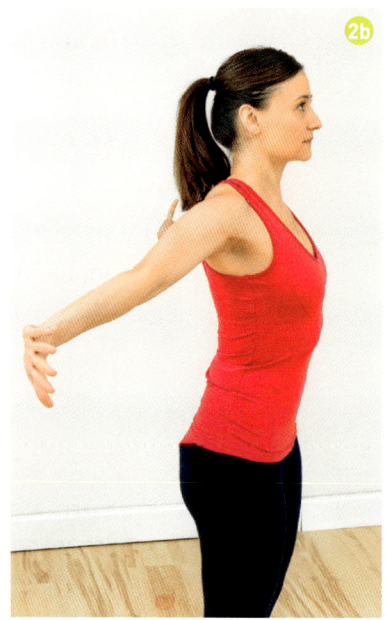

1. ARMDEHNUNG MIT HANDGELENKROTATION

Komme in einen aufrechten Stand.

1. Strecke die Arme seitlich hinter der Körperlinie aus und schiebe die Handflächen nach außen, als ob du etwas von dir wegschieben willst.

2. Rotiere die Hände in dieser Position nach hinten und nach vorn.

Führe diese Bewegungen langsam und in mehreren Atemzüge aus.

In jeder Ausrichtung der Hände mindestens 4 Atemzüge verweilen.

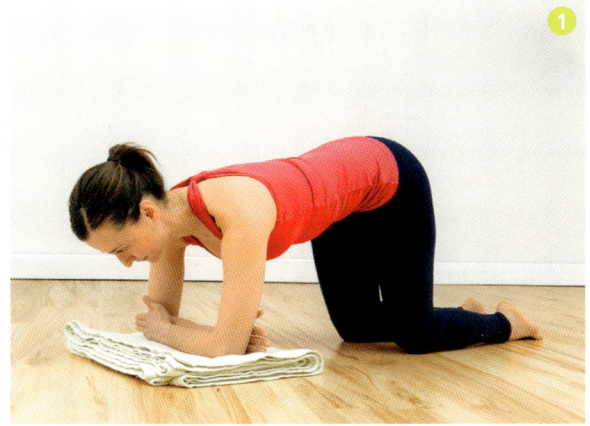
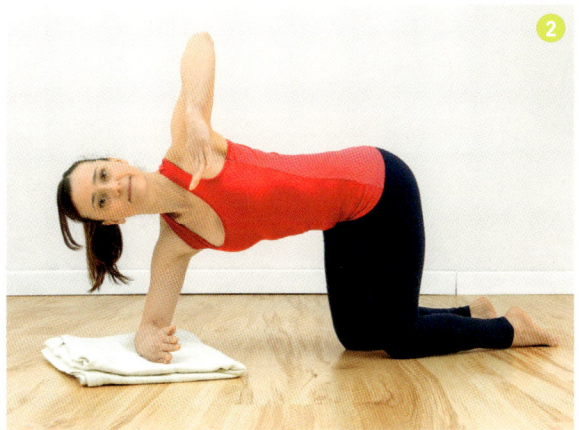

2. UNTERARM-VIERFÜSSLERSTAND

Komme in den Vierfüßlerstand.

1. Statt dich auf die Hände zu stützen, lege die Unterarme voreinander und stütz dich darauf auf. Die Handaußenkanten liegen auf dem Boden.

2. Hebe beim Ausatmen den linken Ellenbogen nach außen und oben, beim Einatmen komm zurück in die Mitte. Beim nächsten Einatmen hebe den rechten Ellenbogen nach außen und oben, beim Einatmen komm zurück in die Mitte.

Pro Seite mindestens 5-mal wiederholen.

 Props: Decke, Pullover oder ein Handtuch

3. FINGERDEHNUNG

Strecke den rechten Arm nach vorn aus und drehe die Handfläche nach oben.

1. Beginne jeden Finger einzeln zu dehnen und Richtung Handgelenk zu ziehen.

2. Dabei solltest du eine Dehnung in der Handinnenfläche spüren.

Atme dabei tief ein und aus.

Pro Finger mindestens 3 Atemzüge verweilen, dann die Hand wechsln.

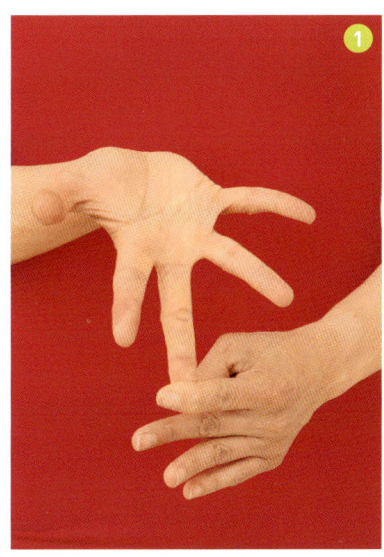
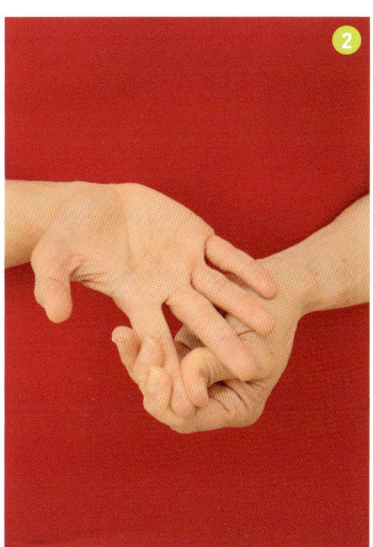

4. SCHULTER- UND HANDGELENKROTATION

1. Stelle dich aufrecht hin, bringe die Arme nah an die Körperseiten und winkle die Ellenbogen an. Die Handinnenflächen zeigen nach oben.

Stell dir vor, du trägst zwei volle Teetassen auf deinen Handflächen.

2. Rotiere nun Arme und Handgelenke zur Seite und hebe gleichzeitig die Ellenbogen bis auf Schulterhöhe an. Die Handflächen zeigen weiterhin nach oben und die Fingerspitzen zum Kopf.

3. Nun strecke die Arme nach oben.

4. Bringe die gestreckten Arme in Schulterhöhe vor den Körper, Handflächen nach außen.

5. Winkle die Ellenboden an und führe die Arme neben den Körper. Handflächen nach hinten.

6. Rotiere erneut Arme und Handgelenke, sodass die gebeugten Arme in der Ausgangsposition nah am Körper sind. Handflächen wieder nach oben.

Mindestens 5-mal wiederholen.

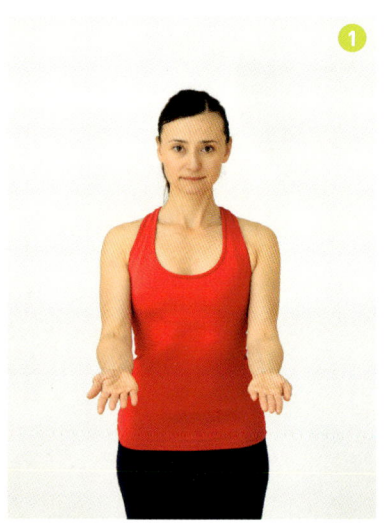
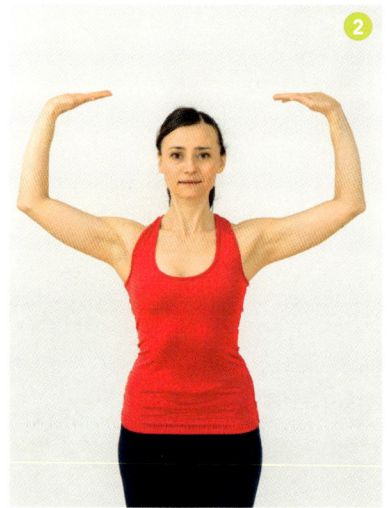
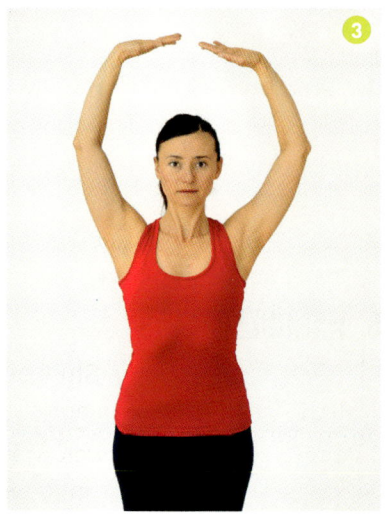

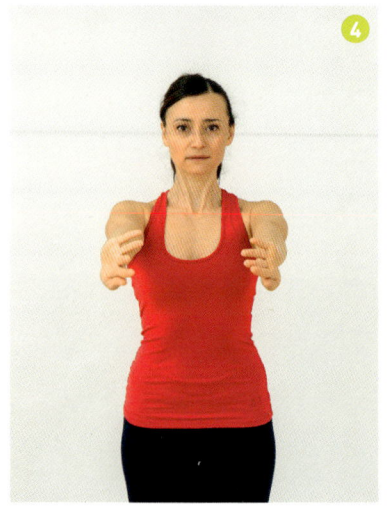
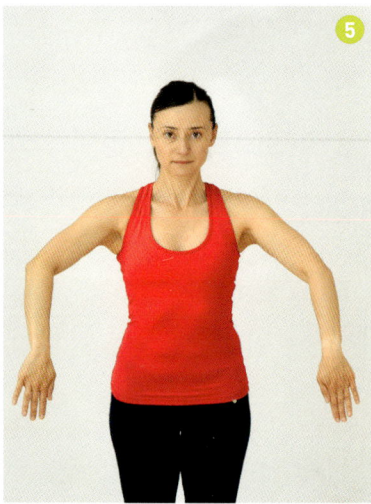
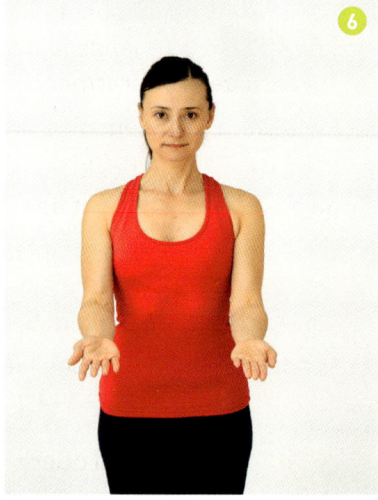

5. HANDGELENKDEHNUNG AN DER WAND

Stell dich vor eine Wand, strecke den linken Arm und lege die Handfläche an die Wand. Die Fingerspitzen zeigen nach links.

Drücke die Handfläche fest gegen die Wand und drehe den Körper so weit wie möglich zur Raummitte. Du solltest eine angenehme Dehnung in der Brustmuskulatur und der Arminnenseite spüren.

Mindestens 10 Atemzüge hier verweilen und dann zur rechten Seite wechseln.

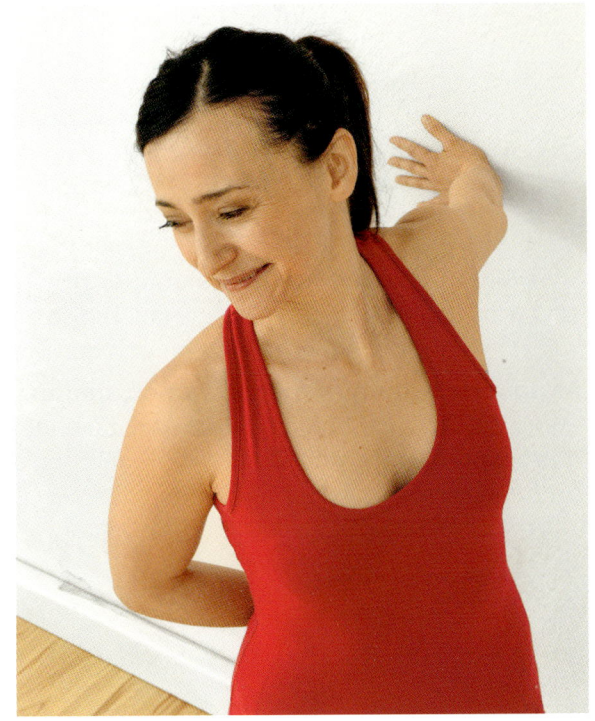

6. HANDDEHNUNG

Stelle dich vor einen Stuhl oder Hocker und lege die Handflächen auf die Sitzfläche.

1. Drehe die Hände so weit wie möglich nach außen, bis die Finger in Richtung deines Körpers zeigen. Der Rücken ist gerade, die Schultern sind entspannt. Die Dehnung solltest du an der Innenseite der Handgelenke sowie in den Unterarmen spüren.

   Mindestens 10 Atemzüge hier verweilen.

2. Nun wechsle die Position der Hände, indem du die Handrücken auf dem Stuhl ablegst.

   Da diese Dehnung sehr intensiv werden kann, lege eine Decke unter die Hände und dosiere die Übung nach eigenem Ermessen.

   Mindestens 10 Atemzüge hier verweilen.

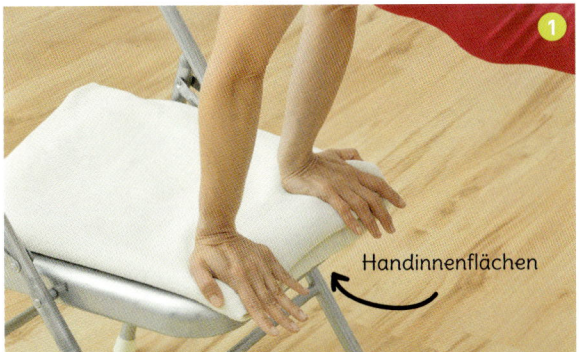

Handinnenflächen

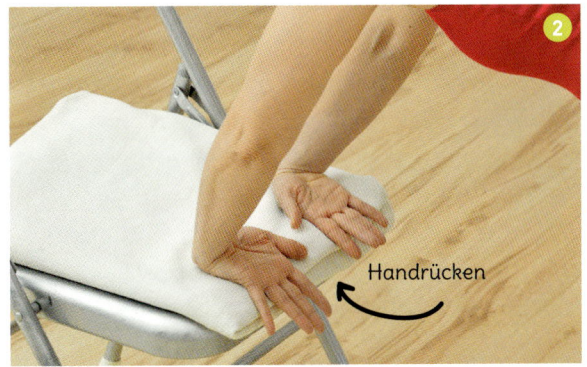

Handrücken

 Props: Stuhl oder Hocker, Decke

KARPALTUNNELSYNDROM

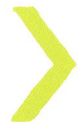

LÖSUNG: HANDGELENKE MAL ANDERS BEWEGEN

Die Muskulatur der Hände und Unterarme ist durch einseitige Tätigkeiten an Beugung gewöhnt und wird ungleichmäßig beansprucht. Die so aufgebaute Spannung kann die Sehnen anschwellen lassen und den Medianusnerv einengen.

Mit unterschiedlichen Handpositionen, sanftem Schütteln oder Kreisen der Hände über Herzhöhe, wird die Durchblutung angeregt und die angesammelten Stoffwechselschlacken können besser abtransportiert werden. Die Dehnungen lösen die Spannungen der verkürzten Muskeln in Händen und Unterarmen, so dass die Sehnen abschwellen können und der Nerv nicht mehr gedrückt wird.

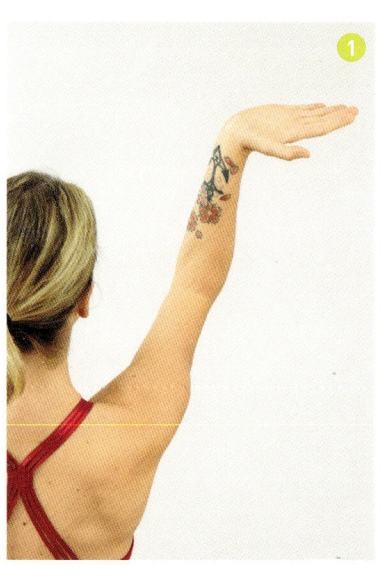
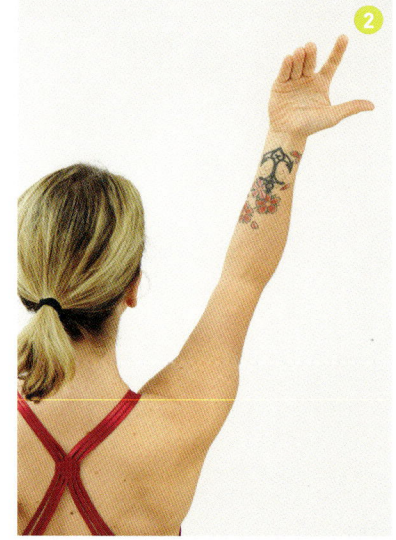
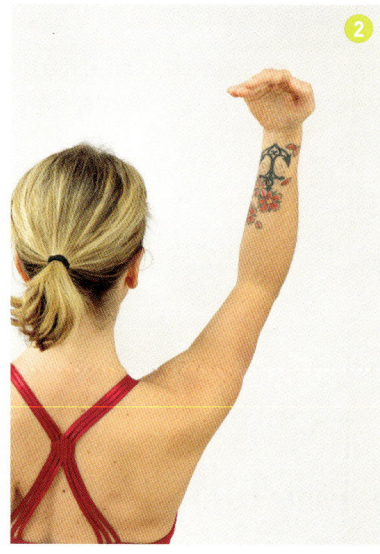

1. MOBILISIERUNG DER HANDGELENKE

1. Komme in einen aufrechten Stand, strecke die Arme zur Seite aus und hebe sie dabei über Schulterhöhe.

2. Bewege die Handgelenke in verschiedene Richtungen. Du kannst sanft schütteln, kreisen oder winken. Falls dir die erhobene Armposition anfangs zu anstrengend ist, hebe und senke die Arme während der Handbewegungen. Mindestens 15 Atemzüge in Bewegung bleiben.

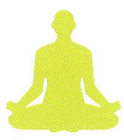

Diese Übungen lindern auch Beschwerden, die durch eine Sehnenscheidenentzündung verursacht werden.

2. ARMDEHNUNG MIT HANDGELENKROTATION

Komme in einen aufrechten Stand.

1. Strecke die Arme seitlich hinter der Körperlinie aus und schiebe die Handflächen nach außen, so als ob du etwas von dir wegschieben willst.

2. Rotiere in dieser Position die Hände nach vorn und nach hinten.

Führe diese Bewegungen langsam und in mehreren Atemzüge aus.

Verweile in jeder Ausrichtung der Hände mindestens 4 Atemzüge.

 Achte auf eine gerade Haltung und atme entspannt ein und aus.

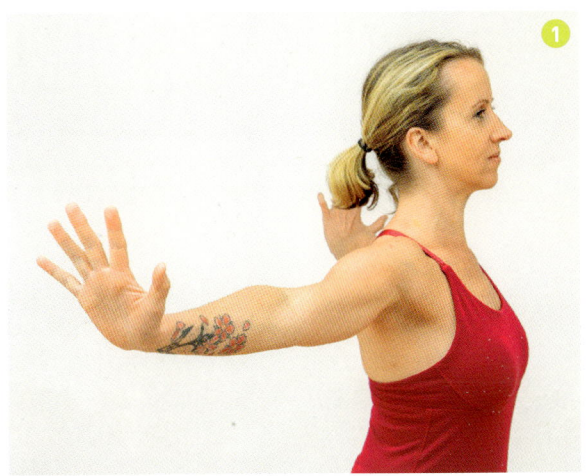

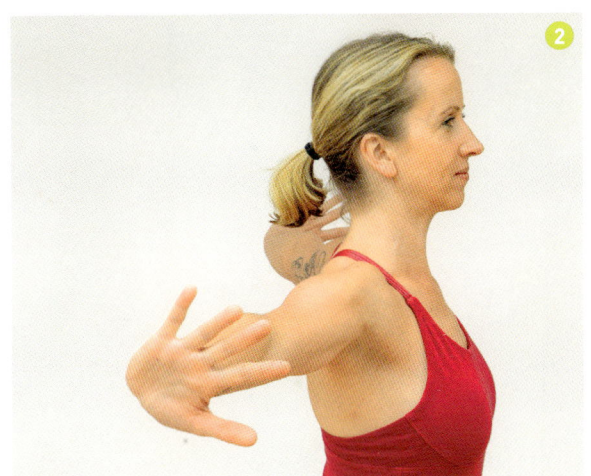

3. HANDGELENKDEHNUNG AN DER WAND

Stell dich vor eine Wand, strecke den rechten Arm und lege die Handfläche an die Wand. Die Fingerspitzen zeigen nach rechts.

Drücke die Handfläche fest gegen die Wand und drehe den Körper so weit wie möglich zur Raummitte. Du solltest eine angenehme Dehnung in der Brustmuskulatur und der Arminnenseite spüren.

Mindestens 10 Atemzüge hier verweilen und dann zur linken Seite wechseln.

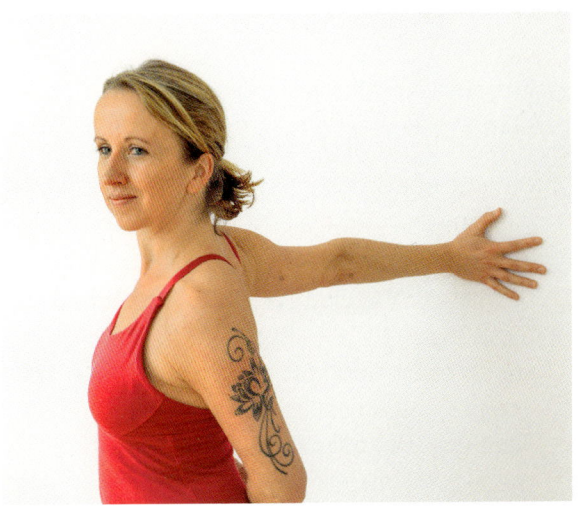

ARTHROSE IN HÄNDEN UND FINGERN

LÖSUNG: MUSKULATUR STÄRKEN UND DEHNEN

Das Gegenmittel bei Arthrose ist Bewegung – und zwar in verschiedene Richtungen. Im Alltag wiederholen wir immer wieder dieselben Bewegungen und dadurch verringern wir selbst unsere Mobilität. Wir haben ein Hand-Yoga-Programm für dich, das die Muskulatur in Händen und Fingern stärkt. Besonders effektiv ist das Rausziehen des Gelenks, was dafür sorgt, dass der Knorpel mit Gelenkflüssigkeit genährt wird und somit regeneriert.

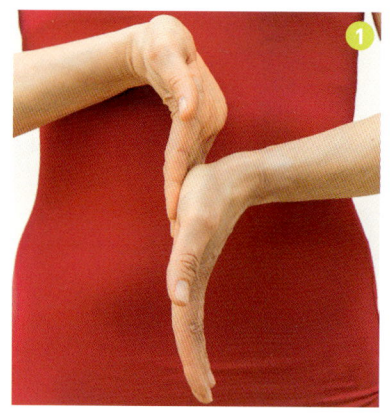
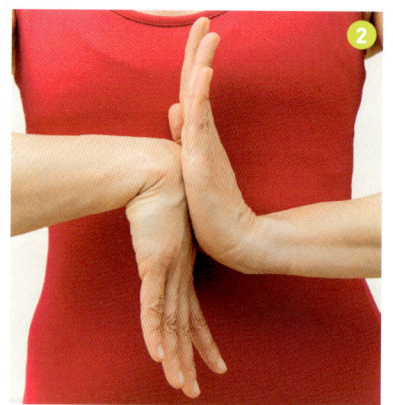
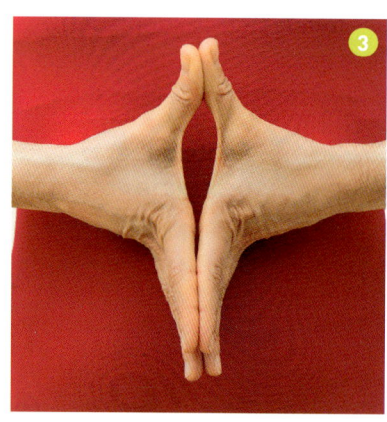

1. HANDYOGA

Komme in einen aufrechten Sitz. Wichtig ist, dass die Schultern entspannt sind.

1. **Variante:** Bringe die Hände in Gebetsposition mit den Fingern nach unten, beide Daumen zeigen vom Körper weg. Löse die Hände und zieh die rechte Hand nach oben, sodass die Finger auf der Handfläche der linken Hand liegen. Gib sanften Druck, bis du in der rechten Hand eine Dehnung in der Handinnenseite spürst.

Verweile hier 8 Atemzüge, dann bringe die Hände wieder zusammen und zieh die rechte Hand nach oben.

2. **Variante:** Bringe die linke Hand in Gebetsposition mit den Fingern nach oben. Die rechte Hand wird so angewinkelt, dass die Finger nach unten und der Daumen zum Körper zeigen. Gib leichten Druck auf den rechten Handrücken, bis du eine Dehnung im rechten Handgelenk spürst.

Verweile hier 8 Atemzüge, dann bringe die rechte Hand in Gebetsposition und winkle die linke an.

3. **Variante:** Bilde mit den Händen eine Raute, dabei zeigen die Finger nach unten und der Daumen nach oben. Press die Hände zueinander, sodass die Finger weiter geöffnet werden und eine Dehnung in den Daumenansätzen zu spüren ist. 8 Atemzüge hier verweilen.

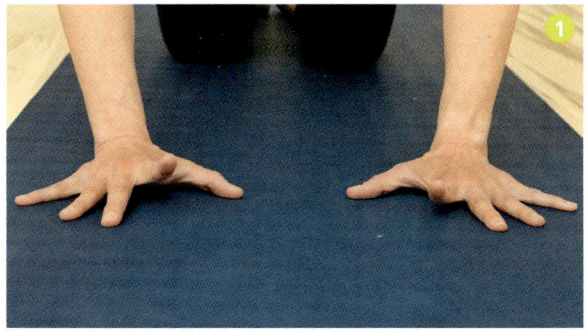
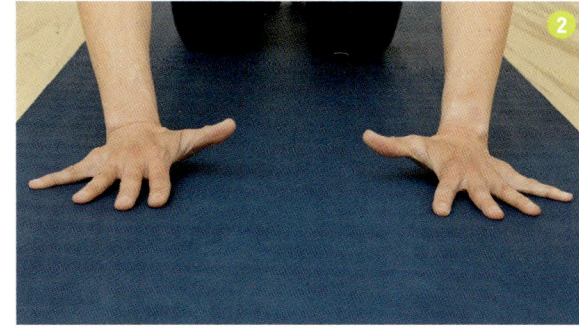

2. FINGER MOBILISIEREN

Sinn dieser Übung ist, die Muskulatur des Handrückens zu aktivieren und zu stärken.

Komme in den Vierfüßlerstand.

Hebe einzeln jeden Finger der rechten und linken Hand. Beginne mit dem kleinen Finger, kreise diesen in der Luft und versuche alle anderen Finger still zu halten. Folge dann mit dem Ringfinger, Mittelfinger, Zeigefinger und schließlich mit dem Daumen.

Pro Finger mindestens 4-mal kreisen.

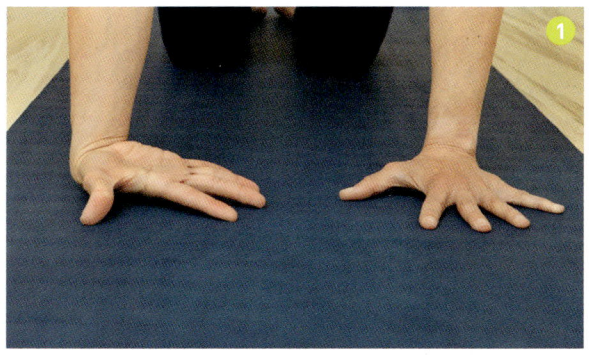
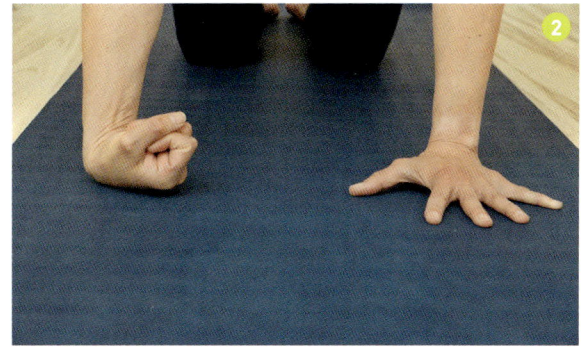

3. VIERFÜSSLERSTAND MIT FAUST

Komme in den Vierfüßlerstand.

Lege die rechte Hand statt auf der Handfläche auf dem Handrücken ab, die Finger zeigen dabei zur linken Hand. Beim Ausatmen mit der geöffneten Hand eine Faust machen. Beim Einatmen die Hand öffnen.

5–8-mal wiederholen, dann die linke Hand auf dem Handrücken ablegen.

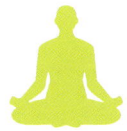

Eine weitere hilfreiche Übung findest du auf Seite 43: „Fingerdehnung".

OBERKÖRPER UND BRUSTWIRBEL

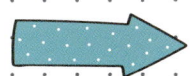 ## Prophylaktische Übung

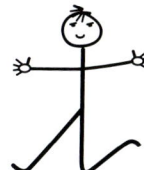

EINATMEN

Ein Knie auf dem Boden zeigt nach vorn, das andere Bein ist seitlich ausgestreckt

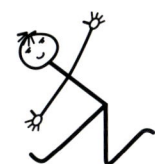

AUSATMEN

Oberköper Richtung gestrecktem Bein zur Seite neigen

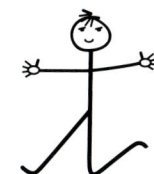

EINATMEN

Oberkörper aufrecht

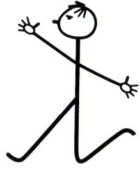

AUSATMEN

Rotation zum gestreckten Bein

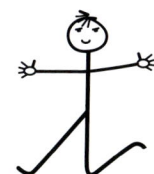

EINATMEN

Oberkörper aufrecht

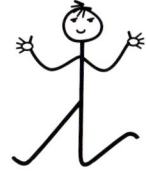

AUSATMEN

Ellenbogen leicht beugen und hinter den Körper ziehen

Ich schließe die Augen um meinem Körper, meinem Energielevel sowie meinen Gedanken und Gefühlen Aufmerksamkeit zu schenken.

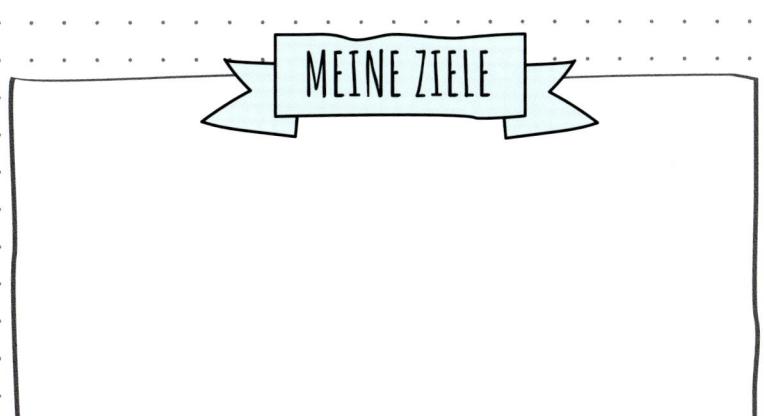

MEINE ZIELE

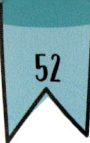

BRUSTSCHMERZEN

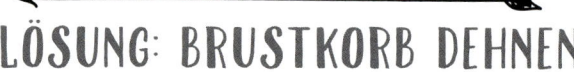

LÖSUNG: BRUSTKORB DEHNEN

Meist ist für Brustschmerzen langes Sitzen die Ursache. Das führt dazu, dass der Brustkorb sich verkürzt und verspannt. Auf lange Sicht ist es wirkungsvoll, mit der Atmung zu arbeiten und dabei sanft den Brustkorb zu dehnen. Unsere Übungen helfen, den Brustwirbelbereich zu mobilisieren und zu dehnen.

1. RÜCKBEUGE IM LIEGEN MIT ARMDEHNUNG

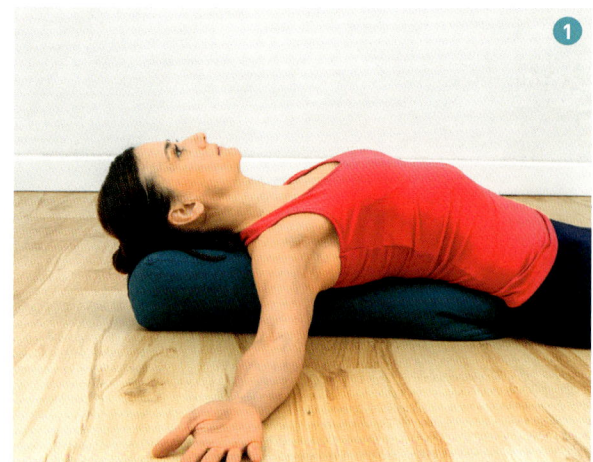

Lege dich mit dem Rücken auf eine gefaltete Decke oder ein Kissen, sodass Kopf und Rumpf etwas höher als Beine und Becken liegen. Die Beine sind zur Seite angewinkelt und die Fußsohlen berühren sich.

Alternativ strecke die Beine am Boden aus.

1. Die Arme liegen schulterbreit am Boden neben dem Rumpf.

2. Hebe beim Einatmen die Arme senkrecht nach oben und lass sie beim Ausatmen in Richtung Boden sinken.

Mindestens 8-mal wiederholen.

 Props: Decke, Kissen

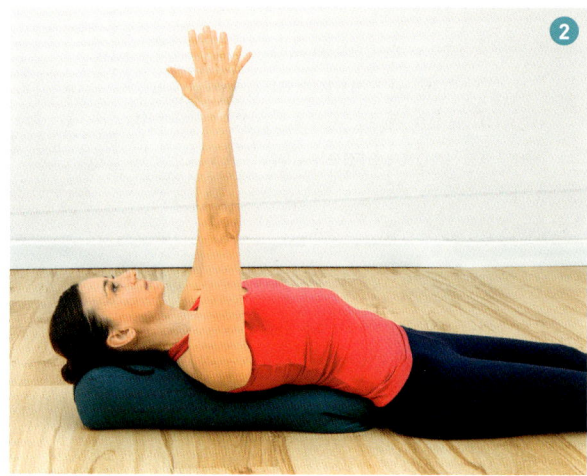

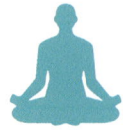 Eine weitere hilfreiche Übung findest du auf Seite 14: „Armkreisen nach hinten".

2. VIERFÜSSLERSTAND MIT VORBEUGE UND SEITDEHNUNG

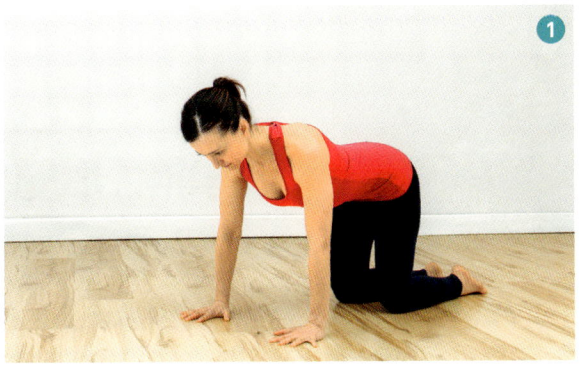

1. Komme in den Vierfüßlerstand. Lege dir bei Bedarf eine Decke unter die Knie.

   Setz die rechte Hand in einer Linie vor die linke, die Fingerspitzen der rechten Hand zeigen leicht nach innen.

2. Beim Ausatmen strecke den rechten Arm nach vorn und lege den Kopf auf dem Boden ab. Blick nach links. Gehe so weit, bis du eine Dehnung in der rechten Seite der Brust und Flanke spürst. Komm beim Einatmen wieder in den Vierfüßlerstand.

   Nun die linke Hand vor die rechte setzen und die Übung wiederholen.

   Jede Seite mindestens 8-mal wiederholen.

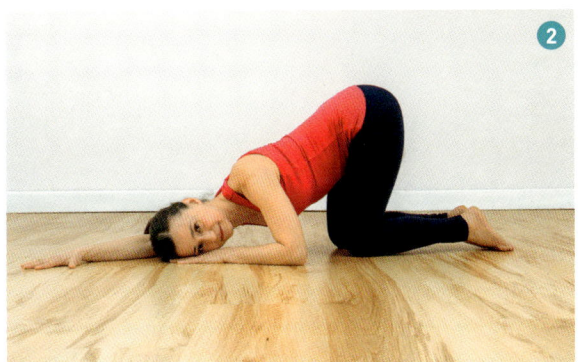

 Prop: Decke

3. SCHULTERDEHNUNG IM LIEGEN

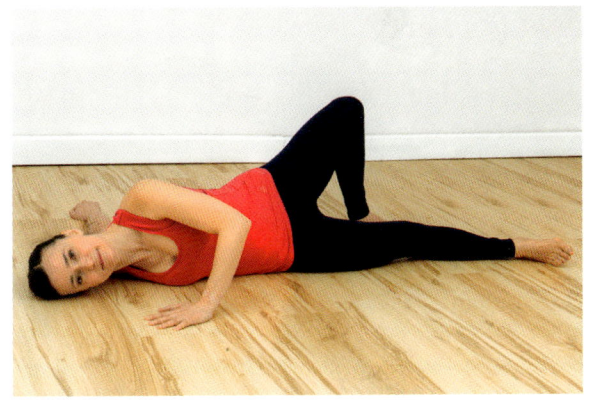

Lege dich auf den Bauch.

Strecke den rechten Arm möglichst auf Schulterhöhe seitlich am Boden aus. Die Handfläche zeigt zum Boden. Der Kopf ist gerade und geerdet, der Blick geht nach links.

Roll dich mithilfe der linken aufgestützten Hand so weit auf die rechte Seite, bis du eine Dehnung in der rechten Arminnenseite und in der rechten Schulter verspürst. Alternativ stellst du den linken Fuß hinter dem rechten Bein als Unterstützung auf.

5–8 Atemzüge halten, dann die Seite wechseln.

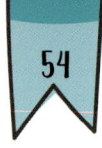

BRUSTWIRBELBLOCKADE

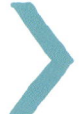

LÖSUNG: MUSKULATUR LOCKERN

Der durch die Blockade ausgelöste Schmerz verkrampft die umliegende Muskulatur.
Auch unser größter Atemmuskel, das Zwerchfell, kann sich verspannen und Blockaden auslösen.
Um die Muskulatur zu entspannen, ist es wichtig, sanft zu mobilisieren und tief zu atmen.
Die Übungen können dir helfen, die Blockade sicher und nachhaltig zu lösen.

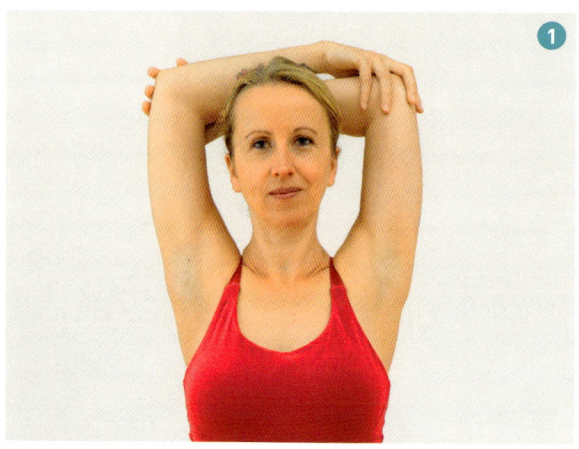

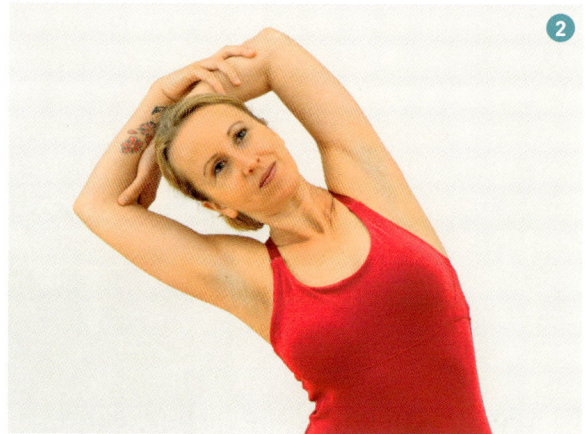

1. SEITBEUGE MIT ANGEWINKELTEN ARMEN

Komme in einen aufrechten Sitz.

1. Winkle die Arme möglichst über dem Kopf an und greife die gegenüberliegenden Ellenbogen oder Unterarme.

2. Beim Einatmen bewege die gebeugten Arme über den Kopf, beim Ausatmen bewege die Ellenbogen abwechselnd zur linken und zur rechten Seite und lehne dabei auch den Oberkörper etwas in diese Richtung.

Mindestens 5-mal pro Seite wiederholen.

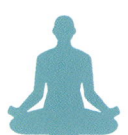

Eine weitere hilfreiche Übung findest du auf Seite 52:
„Rückbeuge im Liegen mit Armdehnung".

2. ROTATION AUF DEM STUHL

Setze dich aufrecht auf einen Stuhl.

Füße und Knie hüftbreit aufstellen. Strecke den Rücken so, dass der untere Rücken eine sanfte Innenwölbung hat (stell dir ein leichtes Hohlkreuz vor).

Beginne nun, den Oberkörper langsam nach links zu drehen. Führe den rechten Ellenbogen außen an den linken Oberschenkel. Bilde eine Faust mit der rechten Hand und schiebe die linke Hand über die Faust.

Bleibe in der Drehung und strecke mit jeder Einatmung den Rücken, beim Ausatmen versuchst du, die Drehung zu vertiefen.

Mindestens 8 Atemzüge halten, dann die Seiten wechseln.

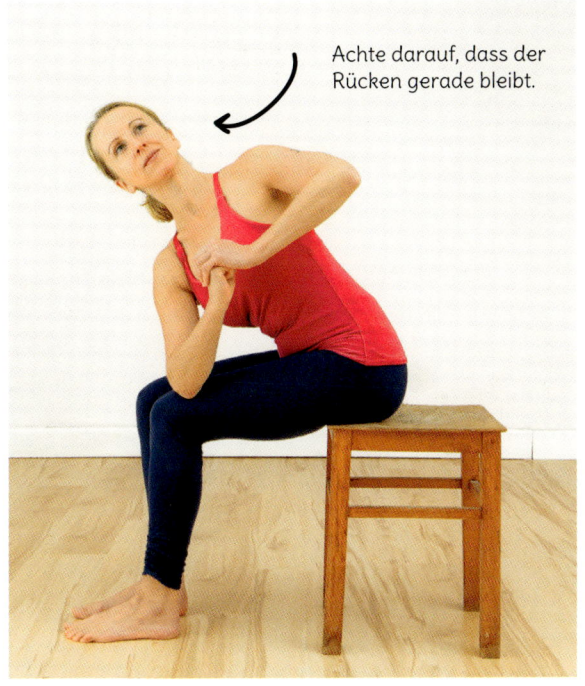

Achte darauf, dass der Rücken gerade bleibt.

Achte darauf, dass die Drehung nur aus dem Oberkörper geschieht und die Beine nicht mitdrehen.

3. VORBEUGE IM VIERFÜSSLERSTAND, ARME V-FÖRMIG

Komme in den Vierfüßlerstand.

Lege die Arme wie ein V vor dir am Boden ab. Das Becken ist angehoben, der Rücken ist gerade.

Komm nun möglichst auf die Fingerspitzen und hebe die Ellenbogen an.

Beim Einatmen zieh dich leicht nach vorn in die Länge, beim Ausatmen lass den Oberkörper etwas tiefer Richtung Boden sinken.

5-8 Atemzüge halten.

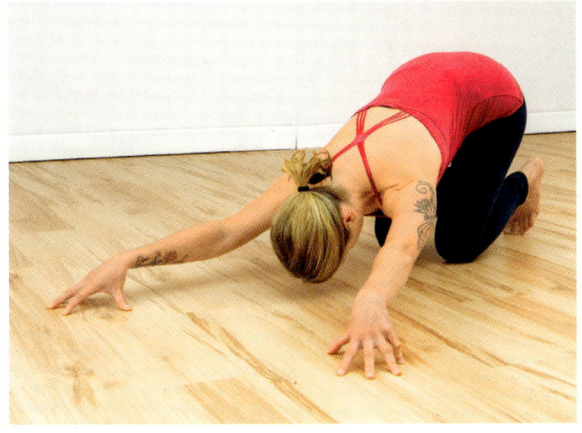

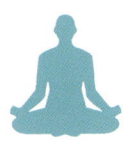

Stelle dir ein sanftes Pulsieren vor, das durch die Atmung bestimmt wird und dir hilft, dich nach und nach zu entspannen.

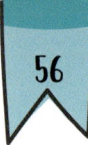

MORBUS BECHTEREW

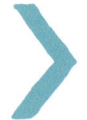

LÖSUNG: BEWEGLICHKEIT UND RÜCKEN STÄRKEN

Die Übungen wirken auf verschiedenen Ebenen. Durch kraftvolle Positionen wird der Stoffwechsel angeregt und die Durchblutung der Gelenke verbessert. Du stärkst außerdem die tiefe Rückenmuskulatur und bewahrst damit deine aufrechte Haltung sowie die Flexibilität der Wirbelsäule.

1. SPHINX

Komme in die Bauchlage.

Setze die Unterarme schulterbreit auf, die Ellenbogen liegen unter den Schultern, die Hände sind in einer Linie mit den Ellenbogen ausgerichtet. Der Kopf ist gerade, der Nacken lang.

Drücke die Füße in den Boden und hebe die Knie etwas an, sodass die Beine aktiviert sind.

1. Beim Einatmen drücke die Unterarme und Hände kraftvoll fest in den Boden und schiebe den Brustkorb etwas nach vorn.

2. Beim Ausatmen sinkst du zwischen den Schulterblättern ein und entspannst den oberen Rücken.

Mindestens 10-mal wiederholen.

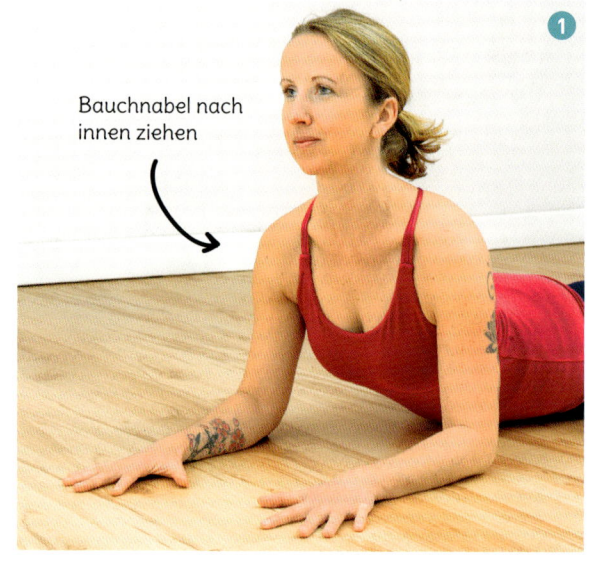

Bauchnabel nach innen ziehen

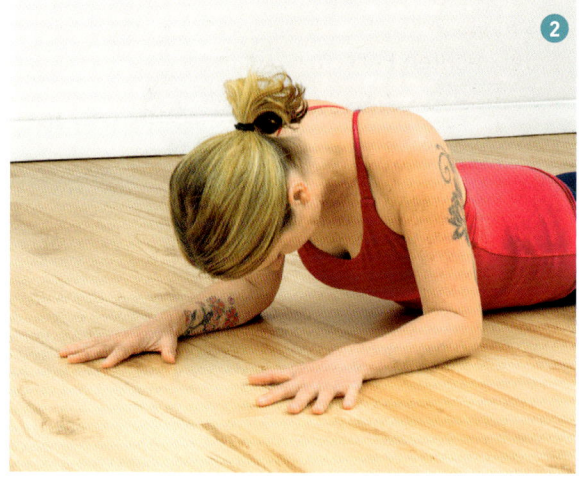

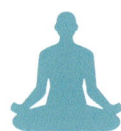

Eine weitere hilfreiche Übung findest du auf Seite 36: „Kobra mit 90 Grad gebeugten Armen".

2. STUHLPOSITION MIT 90 GRAD GEBEUGTEN ARMEN

Komme in einen aufrechten Stand und stelle die Füße hüftbreit nebeneinander. Die Fersen sollten nicht nach innen drehen.

1. Schiebe das Becken nach hinten, als ob du dich auf einen Stuhl setzen würdest. Die Knie sind gebeugt und in einer Linie über den Fußspitzen.

2. Beim Einatmen streckst du die Arme möglichst weit nach oben, beim Ausatmen beugst du die Arme in einen 90-Grad-Winkel und ziehst sie hinter die Körperlinie.

Mindestens 5-mal wiederholen.

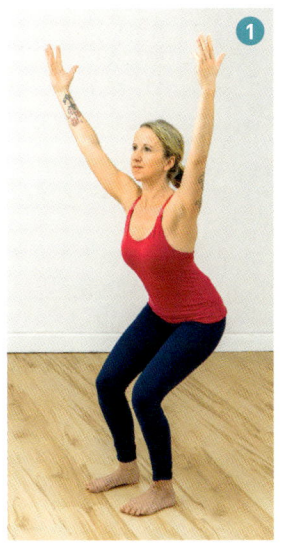
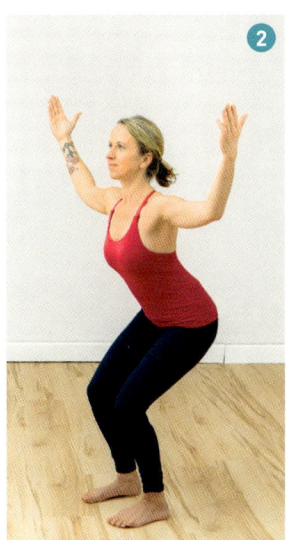

 Achte darauf, dass der Nacken lang und der Kopf gerade ist.

3. KRIEGER MIT DIAGONALER ARMSTRECKUNG

Komme in einen aufrechten Stand und stelle die Füße hüftbreit nebeneinander.

1. Setze den linken Fuß zurück und beuge das rechte Knie, sodass es in einer Linie über der rechten Ferse ist. Beide Fußspitzen zeigen nach vorn.

Neige den Oberkörper nach vorn, dabei bleibt der Rücken gerade, sodass im unteren Rücken die Innenwölbung erhalten bleibt (leichtes Hohlkreuz). Spanne zusätzlich die Bauchmuskeln an.

Strecke beim Einatmen den linken Arm nach vorn und

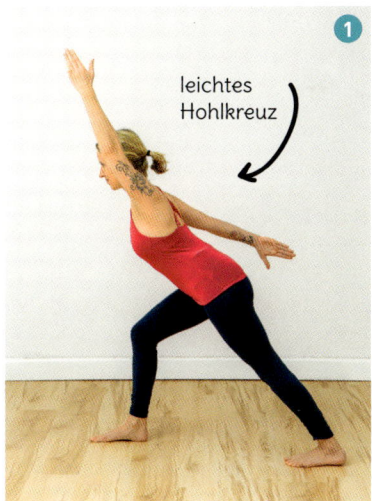

leichtes Hohlkreuz

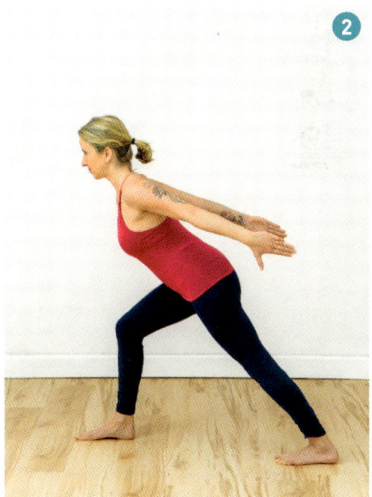

oben aus, der rechte Arm zieht diagonal nach hinten unten.

2. Beim Ausatmen strecke beide Arme nach hinten aus.

Mindestens 4-mal wiederholen, dann den rechten Fuß zurücksetzen und den rechten Arm nach vorn und oben ausstrecken und die Übung wiederholen.

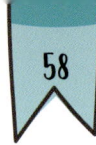

OSTEOPOROSE

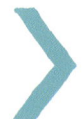 LÖSUNG: ALLE KNOCHEN SANFT BELASTEN

Bei dieser Knochenerkrankung kannst du mit gezielten Yogaübungen das Fortschreiten der Krankheit verlangsamen. Die folgenden Übungen sind so konzipiert, dass sie für dich sicher sind. Du kannst die Intensität steigern, wenn du an Kraft gewonnen hast. Wenn die Knochen ganz sanft belastet werden, kann sich die Knochendichte wieder erhöhen.

1. STUHLPOSITION MIT ANGEWINKELTEN ARMEN

Komme in einen aufrechten Stand und stelle die Füße hüftbreit nebeneinander. Die Fersen sollten nicht nach innen drehen.

Beim Einatmen schiebe das Becken nach hinten, als ob du dich auf einen Stuhl setzen würdest. Die Knie sind gebeugt und in einer Linie über den Fußspitzen.

1. Beim Ausatmen strecke die Arme seitlich aus und beuge die Ellenbogen in einen 90-Grad-Winkel.

2. Atme ein und bringe beim Ausatmen die Ellenbogen und die Handkanten zusammen.

Beim nächsten Einatmen öffne die Arme wieder.

Mindestens 10-mal wiederholen.

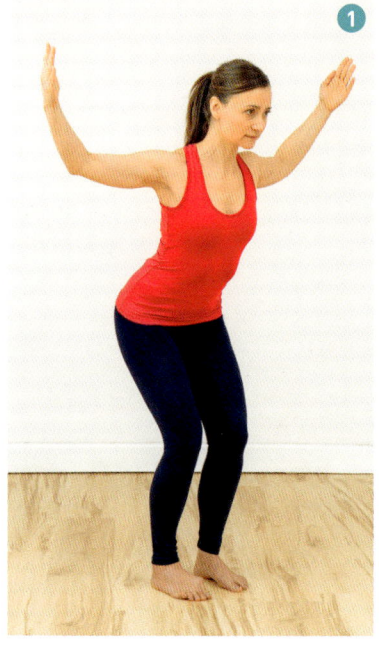

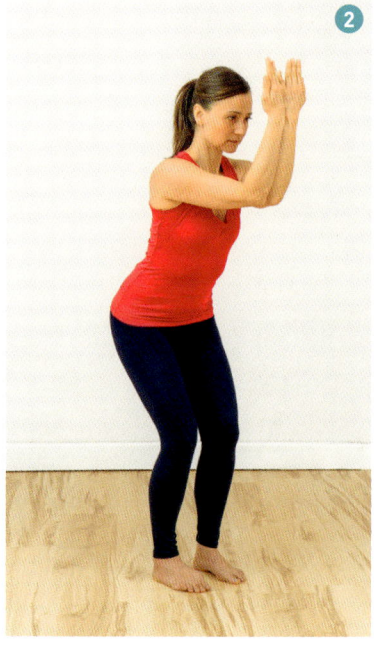

 Achte darauf, dass der Rücken beim gesamten Bewegungsablauf gerade bleibt, als ob du ein leichtes Hohlkreuz machen würdest.

2. HOHER AUSFALLSCHRITT MIT BEINSTRECKUNG

Komme in einen aufrechten Stand und stelle die Füße hüftbreit nebeneinander.

Setze den linke Fuß einen großen Schritt nach vorn.

1. Beuge das vordere Knie in einen 90-Grad-Winkel und hebe die hintere Ferse.

2. Beim Einatmen strecke das vordere Knie und die Arme nach oben aus.

In der Ausatmung beuge das Knie wieder und senke die Arme.

Mindestens 8-mal wiederholen, dann den rechten Fuß nach vorn setzen und die Übung wiederholen.

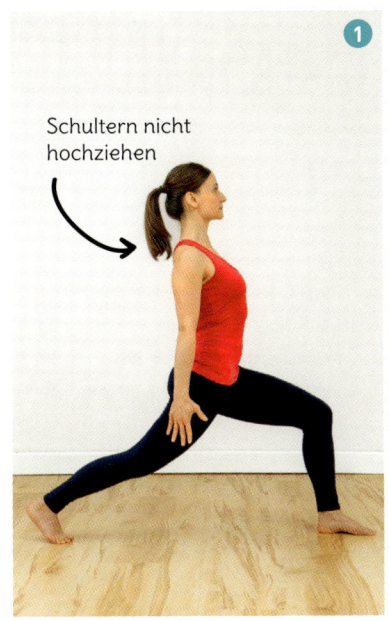
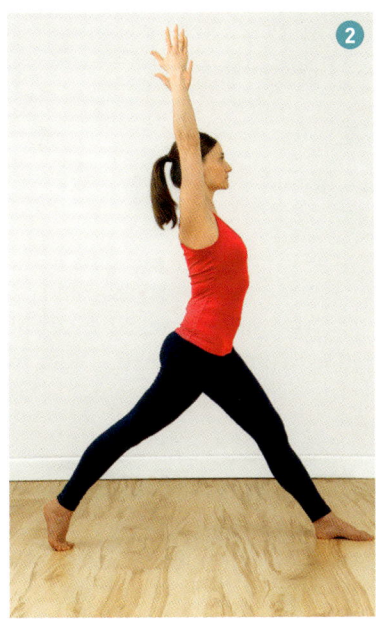

Schultern nicht hochziehen

 Achte darauf, dass der Abstand der Füße breit genug ist, damit du stabil bleibst.

3. VIERFÜSSLERSTAND

Komme in den Vierfüßlerstand.

1. Die Wirbelsäule bleibt in einer neutralen Position. Dafür aktiviere sanft die Bauchmuskeln und behalte die Innenwölbung im unteren Rücken (sanftes Hohlkreuz).

2. Stelle die Zehen auf. Beim Einatmen hebe die Knie ein paar Zentimeter vom Boden ab. Beim Ausatmen lasse sie zum Boden sinken.

Mindestens 8-mal wiederholen.

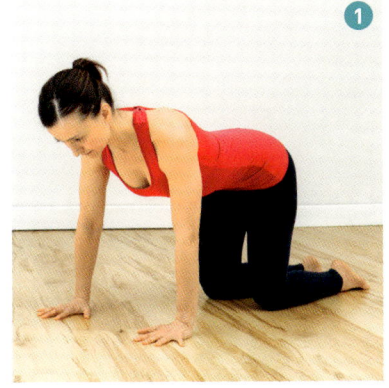
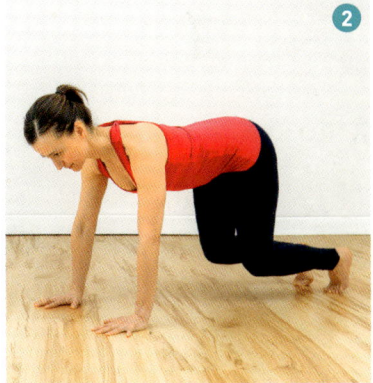

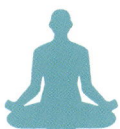 Eine weitere hilfreiche Übung findest du auf Seite 13: „Kobra mit Händen unter der Stirn".

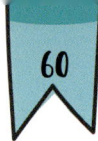

CHRONISCH-OBSTRUKTIVE BRONCHITIS (COPD)

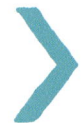 **LÖSUNG: AUSATMUNG STÜCKWEISE VERLÄNGERN**

Yogaübungen erweisen sich als besonders effektiv, um Verengungen in den Bronchien aufzuhalten und eventuell zu verbessern. Wichtig ist, dass an COPD Erkrankte einen eigenen Weg finden, mit der Krankheit umzugehen. Atmung kombiniert mit Bewegung schafft Raum in den Atemwegen. Denn nur wenn du vollständig und lang ausatmest, kannst du entspannt einatmen.

1. LANGES AUSATMEN DURCH DEN MUND

Komme in einen aufrechten Sitz und vertiefe die Atmung.

1. Atme durch die Nase ein und durch den Mund aus, so lang du kannst. Atme dennoch mit Leichtigkeit ein und aus.

2. Jetzt lass beim Ausatmen abwechselnd die Laute „A", „F" oder „O" erklingen.

   Je Atemzug ein Ton, mindestens 14 Atemzüge üben.

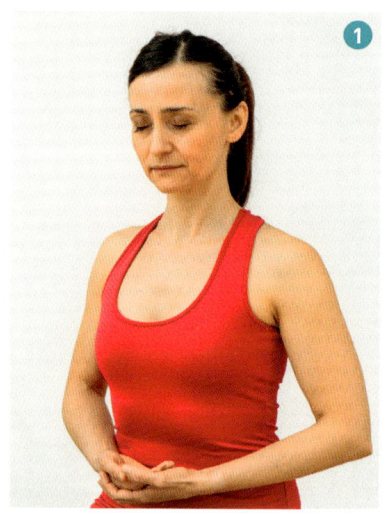
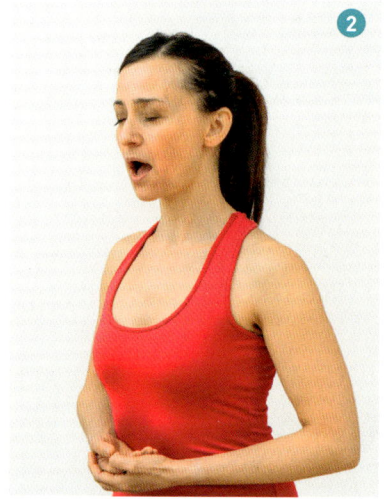

2. BEINE AN DER WAND

Komme in die Rückenlage und bringe das Becken so nah wie möglich an eine Wand.

Strecke die Beine nach oben.

Lege bei Bedarf ein Kissen unter den Kopf.

Schließe die Augen. Nun versuche, die Ausatmung auszudehnen, indem du Unterbauch und Beckenbodenmuskulatur kontrahierst.

Mindestens 10 tiefe Atemzüge verweilen.

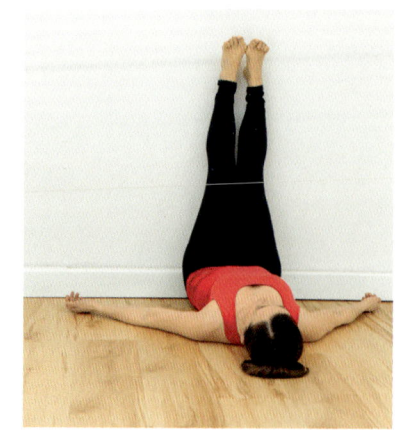

3. HERABSCHAUENDER HUND AM STUHL

Stelle dich vor einen Stuhl, beuge dich nach vorn und lege die Unterarme auf dem Stuhl ab. Die Knie können dabei gebeugt sein.

Nun platziere die Stirn auf den Unterarmen. Um die Ausatmung zu verlängern, stell dir vor, dass die Ausatmung von der Schwerkraft unterstützt wird, sodass du nach und nach tiefer ausatmen kannst.

Mindestens 10 Atemzüge verweilen.

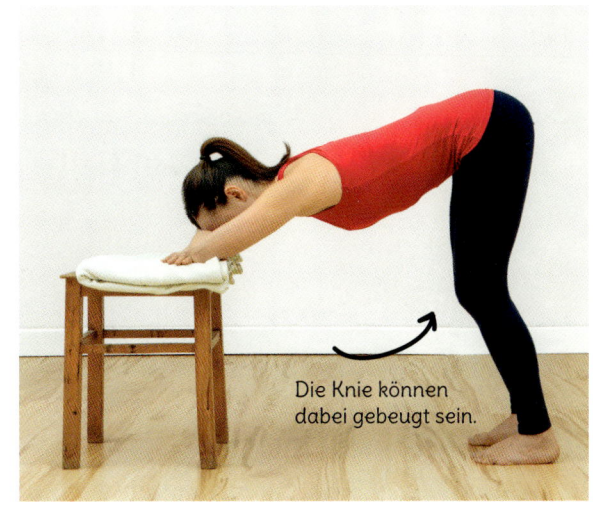

Die Knie können dabei gebeugt sein.

4. KNIE ZUR BRUST

Komme in die Rückenlage und beuge die Beine.

1. Lege möglichst beide Hände auf die Knie. Beim Einatmen schiebe die Knie so weit nach vorn, bis die Arme gestreckt sind.

2. Beim Ausatmen bringe die Knie so nah wie möglich an die Brust und schiebe sie gegen den Bauch, um das Ausströmen der Atemluft zu unterstützen. Versuche, möglichst vollständig auszuatmen. Die Bewegung geschieht sehr langsam und kontrolliert.

Mindestens 10-mal wiederholen.

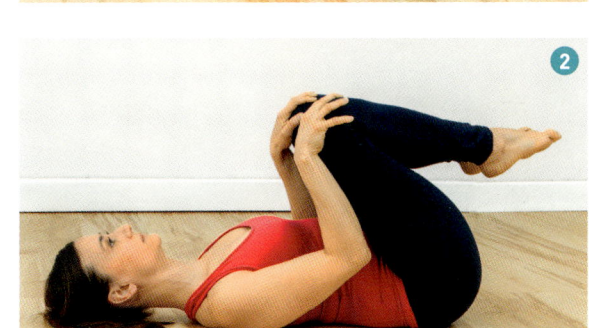

Versuche, bei jedem Atemzyklus die Ausatmung zu verlängern und entspannt einzuatmen.

Nimm auch die Atempausen wahr und verlängere sie schrittweise.

HERZRASEN

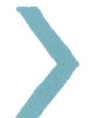

LÖSUNG: LANG UND ENTSPANNT AUSATMEN

Herzrasen kann verschiedene Ursachen haben; und es ist wichtig, einen Arzt aufzusuchen, der dich gründlich untersucht. Es kann hilfreich sein, mit der Atmung zu arbeiten, weil es den Geist beruhigen kann.

Die Übungen unterstützen den Körper darin, den Puls auf natürliche Weise zu senken.

1. RÜCKBEUGE IM LIEGEN MIT ARMDEHNUNG

Lege dich mit dem Rücken auf eine gefaltete Decke oder ein Kissen, sodass Kopf und Rumpf etwas höher als Beine und Becken liegen.

Strecke die Beine am Boden aus, alternativ stell die Füße auf.

1. Die Arme liegen seitlich ausgestreckt am Boden.

2. Hebe beim Einatmen die Arme senkrecht nach oben an, beim Ausatmen lass die Arme in Richtung Boden sinken.

Mindestens 8-mal wiederholen.

 Props: Decke, Kissen

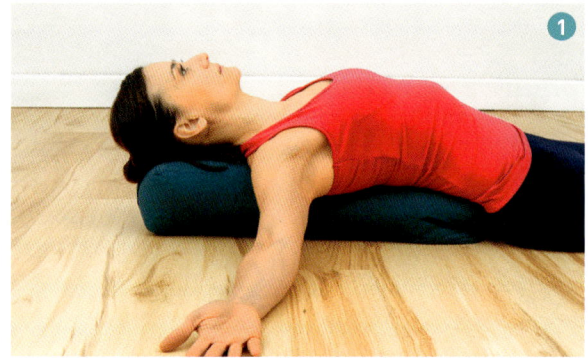

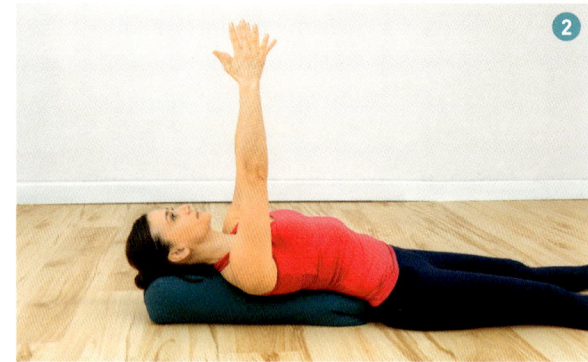

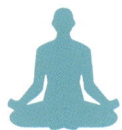 Bei dieser Übung kann dich auch ruhige Musik unterstützen. Leg deine Lieblings-Entspannungsmusik auf und finde so in Gedanken zur Ruhe.

2. DYNAMISCHE VORBEUGE AUF DEM STUHL

Setze dich auf einen Stuhl.

1. Strecke beim Einatmen die Arme nach oben.

2. Beuge dich beim Ausatmen nach vorn.

Stell dir vor, dass du mit der Ausatmung schwere Gedanken loslässt.

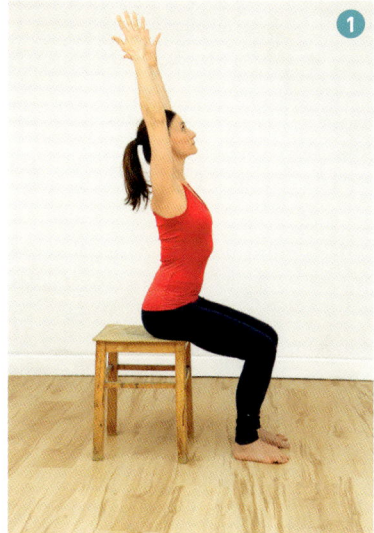
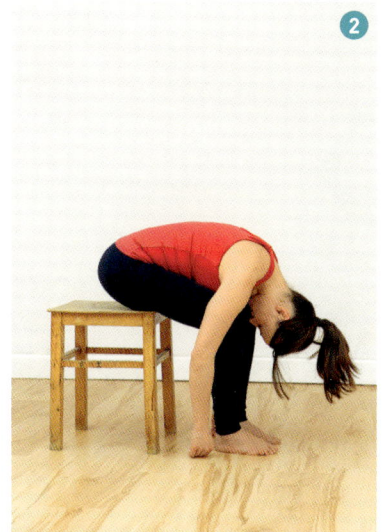

3. BEWUSSTES ATMEN IM SITZEN

Komme in einen aufrechten Sitz.

Beginne, durch die Nase entspannt einzuatmen und lang durch den Mund auszuatmen. Verbinde Körper und Geist mit der Atmung.

Versuche einen Atemrhythmus zu finden, der dir ein Gefühl von Leichtigkeit schenkt.

Um den Geist zu beruhigen, kannst du dir vorstellen, dass du Ruhe einatmest und sich diese Ruhe beim Ausatmen im ganzen Körper verteilt.

Mindestens 10-mal tief ein- und ausatmen.

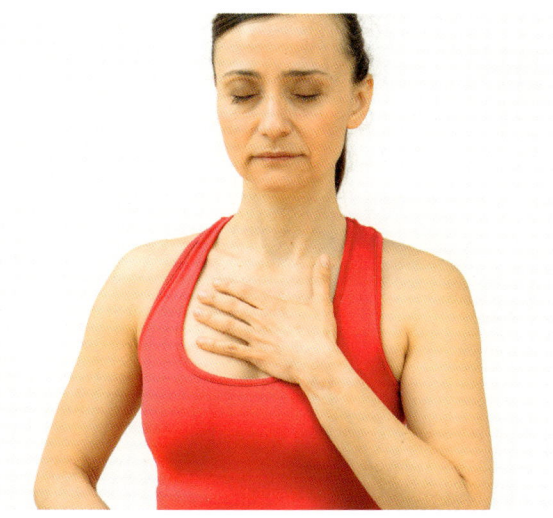

4. ENTSPANNUNG

Komme in die Rückenlage.

Beende die Sequenz, indem du durch Gähnen Müdigkeit aufkommen lässt.

Öffne dafür den Mund weit und atme tief aus.

Verweile hier so lange, wie es für dich angenehm ist.

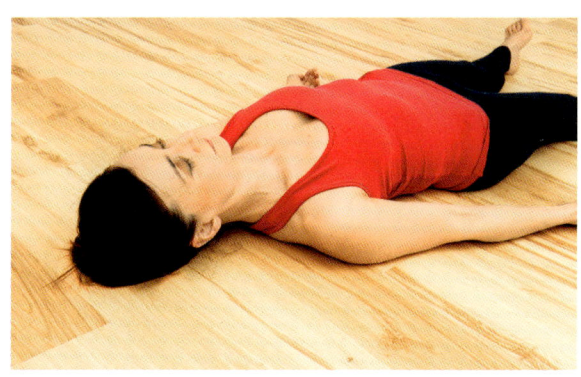

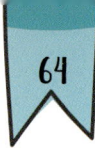

ASTHMA

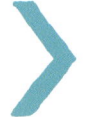

LÖSUNG: AUSATMUNG VERLÄNGERN

Der Fokus dieser Übungen liegt auf einer langen Ausatmung. Nur wenn du vollständig und lang ausatmest, kannst du auch wieder entspannt einatmen. Vorbeugen und Umkehrpositionen sind besonders hilfreich, da die Organe mithilfe der Schwerkraft auf das Zwerchfell einwirken und dadurch die Ausatmung erleichtern.

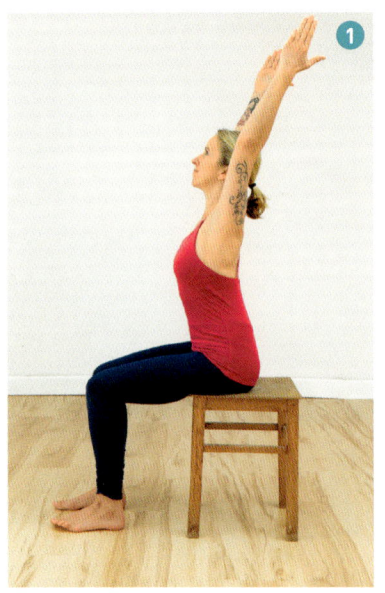

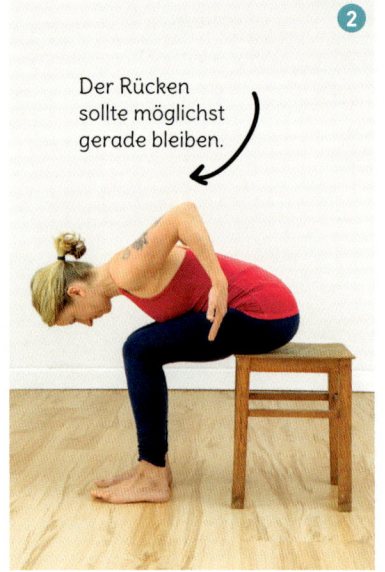

Der Rücken sollte möglichst gerade bleiben.

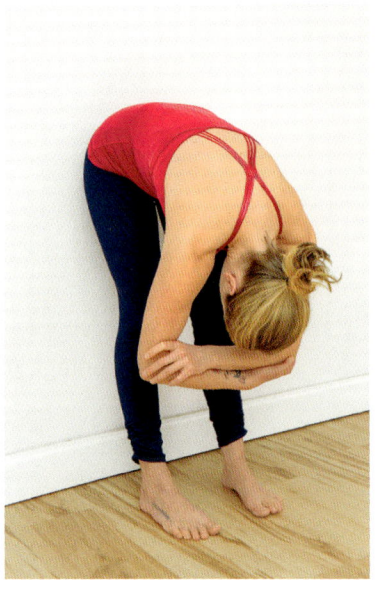

1. DYNAMISCHE VORBEUGE AUF DEM STUHL

Setze dich aufrecht auf einen Stuhl. Die Beine und Füße stehen hüftbreit nebeneinander, der Rücken ist gerade.

1. Strecke beim Einatmen die Arme weit nach oben aus.

2. Beim Ausatmen beuge dich nach vorn und bringe den Oberkörper so nah wie möglich zu den Oberschenkeln. Beuge die Arme und zieh sie weit nach hinten. Versuche dabei, vollständig auszuatmen. Bewege dich sehr langsam und kontrolliert.

Mindestens 10-mal wiederholen.

2. VORBEUGE AN DER WAND

Stelle dich mit der Körperrückseite an die Wand, dabei sind die Füße etwas von der Wand entfernt.

Beuge die Beine und komm in eine sanfte Vorbeuge, indem du den Oberkörper in Richtung Oberschenkel sinken lässt.

10 Atemzüge verweilen.

3. EINARMIGE DIAGONALE SCHULTERBRÜCKE

Lege dich auf den Rücken. Stelle die Füße hüftbreit und gerade vor dem Gesäß auf. Fersen und Knie sind in einer Linie. Der Kopf ist gerade.

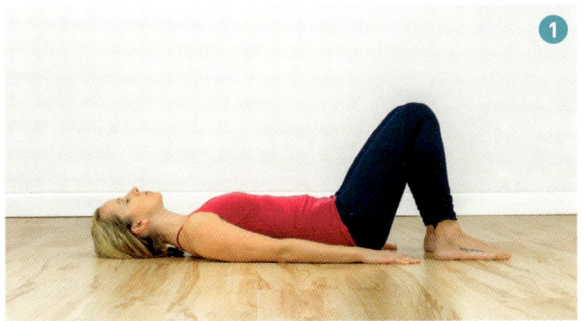

1. Drücke die Füße und die rechte Handfläche fest in den Boden.

2. Beim Einatmen hebe das Becken und den linken Arm nach oben und strecke den Arm so weit wie möglich hinter dem Kopf aus.

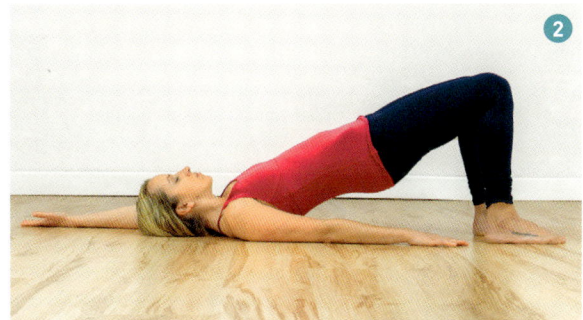

   Beim langen Ausatmen bringst du Arm und Becken in die Ausgangsposition am Boden zurück. Dann wechsele die Arme.

   Je Seite mindestens 5-mal wiederholen.

4. KNIE ZUR BRUST

Komme in die Rückenlage und beuge die Beine.

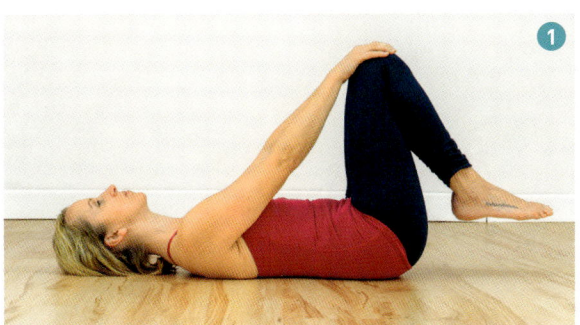

1. Lege möglichst beide Hände auf die Knie. Beim Einatmen schiebe die Knie so weit nach vorn, bis die Arme gestreckt sind.

2. Beim Ausatmen ziehe die Knie so nah wie möglich an die Brust, um das Ausströmen der Atemluft zu unterstützen. Versuche, möglichst vollständig auszuatmen.
   Die Bewegung geschieht sehr langsam und kontrolliert.

   Mindestens 10-mal wiederholen.

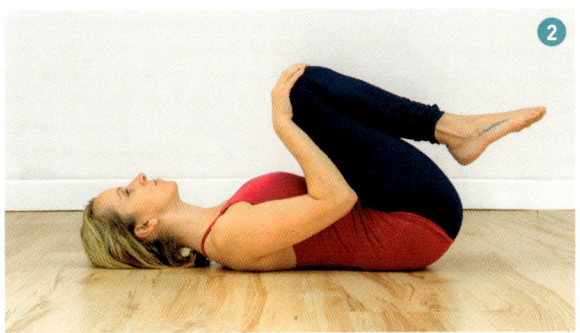

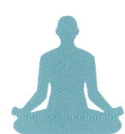 Singen ist ebenfalls eine wunderbare Möglichkeit, die Ausatmung zu verlängern und sich zu entspannen.

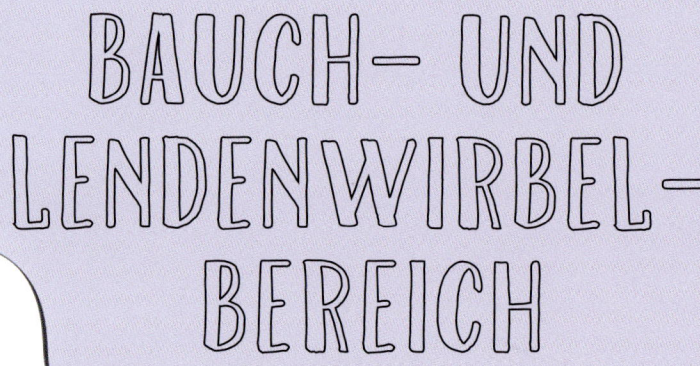

BAUCH- UND LENDENWIRBEL-BEREICH

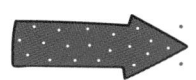

Prophylaktische Übung

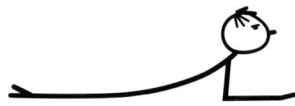

EINATMEN
In der Sphinx-Postition
die Brust nach vorn
ziehen

AUSATMEN
Oberkörper runden und
Bauch aktivieren

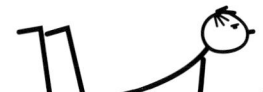

EINATMEN
Brust nach vorn ziehen
und Knie anwinkeln

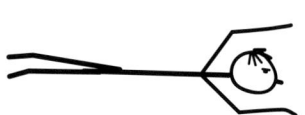

AUSATMEN
Auf den Boden legen
und Arme V-förmig am
Boden ausstrecken

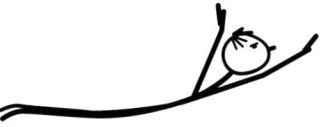

EINATMEN
Oberkörper und Arme
heben

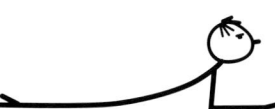

AUSATMEN
Zurück in die Sphinx-
Position kommen

Ich vertraue auf mein
Bauchgefühl.

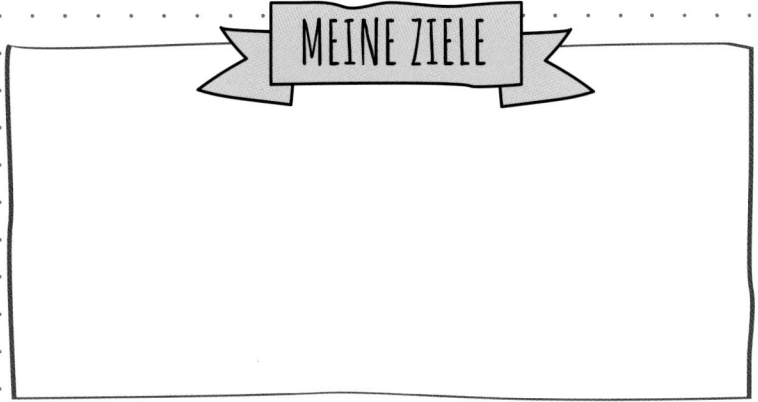

MEINE ZIELE

HEXENSCHUSS

LÖSUNG: MOBILISIEREN UND MUSKULATUR LOCKERN

Die Ursache von Hexenschuss ist ein krampfartiges Zusammenziehen der Muskulatur infolge einer ruckartigen und für den Rücken ungünstigen Bewegung. Die Übungen helfen, den Körper wieder langsam und sicher zu bewegen und die verkrampften Muskeln zu entspannen. Achte auf eine langsame und achtsame Ausführung der Übungen. Langfristig ist es hilfreich, den Rücken zu stärken und achtsam mit geradem Rücken Lasten zu heben.

1. ROTATION IM LIEGEN

Lege dich auf den Rücken und winkele die Beine an. Stelle die Füße weit auseinander am Boden auf und strecke die Arme seitlich aus.

Beim Einatmen bringe die Knie in die Mitte, beim Ausatmen lass sie sehr langsam zusammen auf die rechte Seite sinken. Bringe die Knie beim Einatmen wieder in die Mitte und lass sie beim Ausatmen auf die linke Seite sinken. Der Kopf dreht langsam in die jeweilige entgegengesetzte Richtung.

Mindestens 10-mal pro Seite wiederholen.

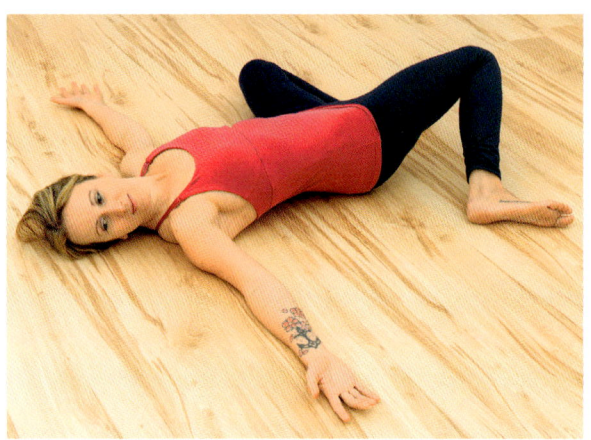

2. LANGSTRECKEN MIT AUFGESTELLTEN FÜSSEN

Lege dich auf den Rücken und stelle die Füße hüftbreit vor dem Becken auf. Strecke die Arme weit nach hinten und beginne, dich diagonal in die Länge zu ziehen. Zieh beim Einatmen den rechten Arm länger als den linken, beim Ausatmen komm in die Mitte zurück. Dann wechsle die Seite.

Beide Seiten mindestens 8-mal wiederholen.

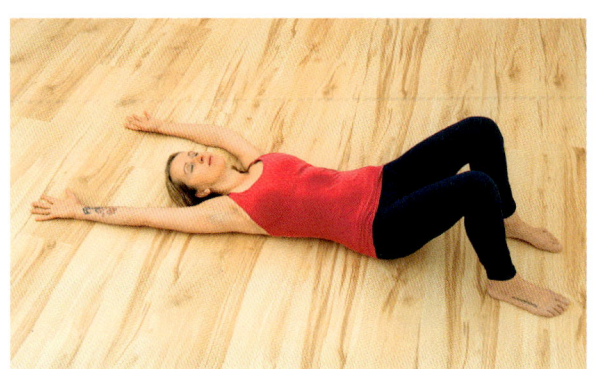

3. MOBILISIERUNG IM VIERFÜSSLERSTAND

Komme in den Vierfüßlerstand.

1. Runde den Rücken wie bei einem Katzen-buckel und beginne, mit dem Becken zu rotieren. Zunächst in Kreisen oder in Form einer 8, dann bewege es auch seitlich, um die Flanken zu dehnen.

2. Spüre, was du in diesem Moment als an-genehm empfindest. Je langsamer du dich bewegst, umso besser können sich die Muskeln entspannen.

   Wenn du merkst, dass eine Muskelpartie besonders angespannt ist, verweile für ein paar Atemzüge hier.

   Mindestens 2 Minuten in Bewegung bleiben.

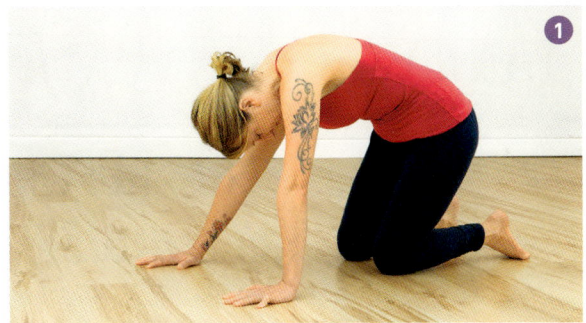

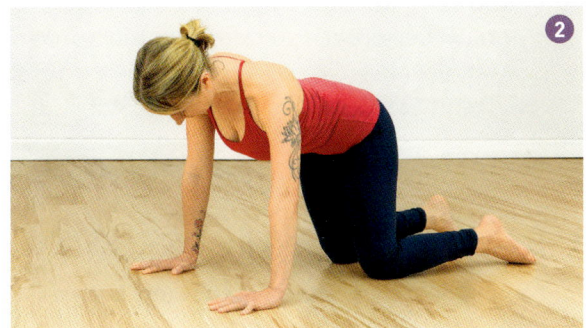

4. MOBILISIERUNG IN SEITLAGE

1. Lege dich auf die rechte Seite, sodass der Körper eine gerade Linie bildet. Die Beine sind gestreckt. Der rechte Ellenbogen ist gebeugt, der Kopf liegt gerade und entspannt auf dem Unterarm.

   Ziehe den Rücken in die Länge und beuge die Knie in Hüfthöhe an.

2. Beim Einatmen streckst du das obere linke Bein weit hinter die Körperlinie aus, beim Ausatmen beugst du das Bein wieder und ziehst es Richtung Oberkörper.

   Mindestens 8-mal wiederholen, dann die Seite wechseln.

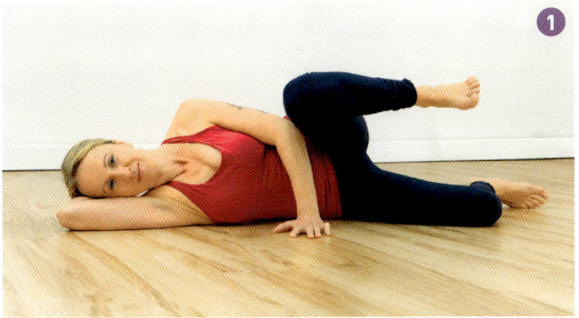

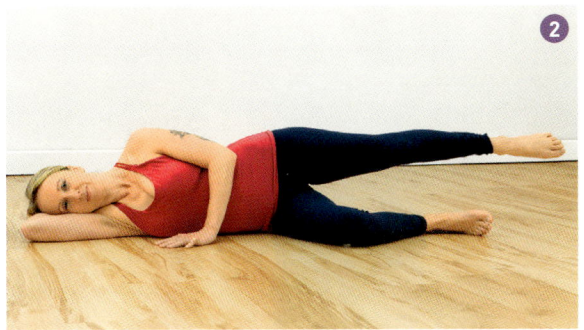

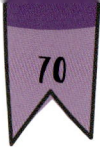
BANDSCHEIBENVORFALL LENDENWIRBELSÄULE

LÖSUNG: HÜFTBEUGER DEHNEN UND RÜCKENMUSKULATUR STÄRKEN

Während der akuten Phase des Bandscheibenvorfalls empfiehlt es sich, Raum zwischen den Wirbelkörpern zu schaffen. Weiterhin sind leichte mobilisierende Übungen notwendig, damit die Muskulatur sich nicht weiter verspannt. Wenn diese Phase vorbei ist, braucht die Rückenmuskulatur Stärkung und Stabilität. Darüber hinaus muss die Körpervorderseite mit den Hüftbeugern gedehnt werden.

1. FLANKENDEHNUNG IM VIERFÜSSLERSTAND

Komme in den Vierfüßlerstand. Strecke das linke Bein nach hinten aus und überkreuze es auf der rechten Seite. Du kannst die Zehen aufstellen oder die Innenkante des linken Fußes aufsetzen.

Beim Einatmen verlängere die Wirbelsäule und beim Ausatmen schau nach rechts, sodass die Dehnung in der Flanke vertieft wird.

Mindestens 8 Atemzüge halten, dann die Seite wechseln.

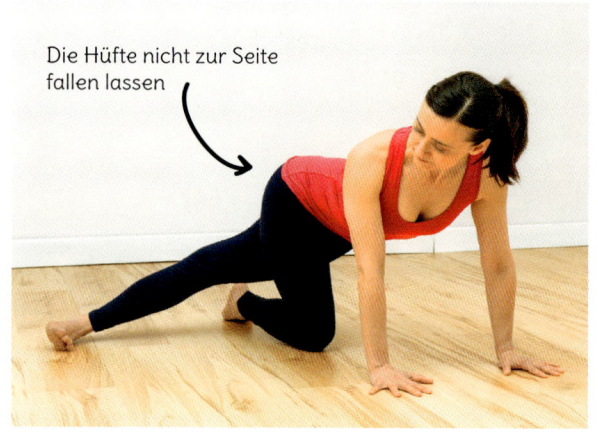

Die Hüfte nicht zur Seite fallen lassen

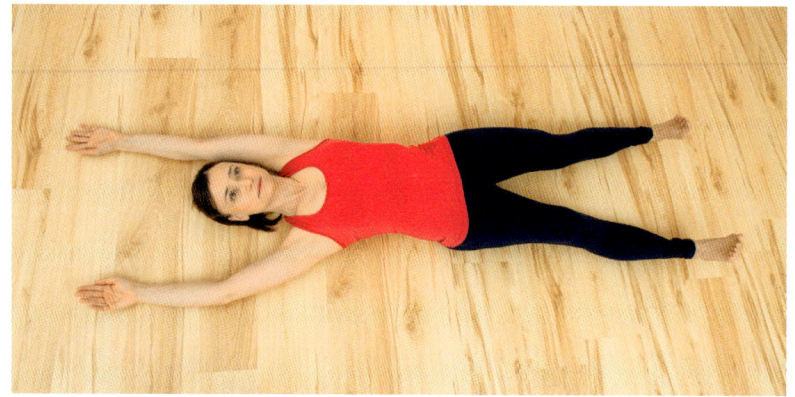

2. LANGSTRECKEN

Lege dich auf den Rücken.

Beginne, dich zu räkeln und zu strecken und dabei Beine und Arme in entgegengesetzte Richtungen zu ziehen.

Gähnen oder langes Ausatmen durch den Mund wirkt zusätzlich entspannend.

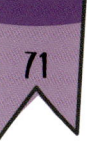

3. SPHINX MIT RUNDEM RÜCKEN

Komme in die Bauchlage.

1. Setz die Unterarme schulterbreit auf und halte den Kopf gerade. Nimm die natürliche Krümmung der Lendenwirbelsäule wahr und aktiviere die Bauchmuskeln.

   Beim Einatmen schiebe den Brustkorb nach vorn.

2. Beim Ausatmen ziehe den Bauchnabel nach innen, runde den Rücken und schau zum Bauch.

   Mindestens 10 Atemzüge wiederholen.

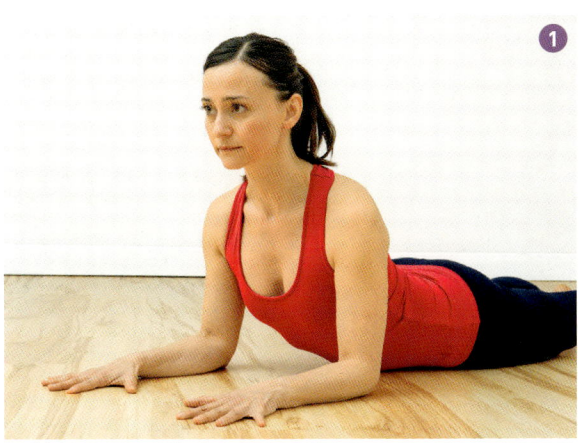

 Achte darauf, dass du im unteren Rücken keine Schmerzen verspürst, deshalb solltest du den Bauchnabel einziehen.

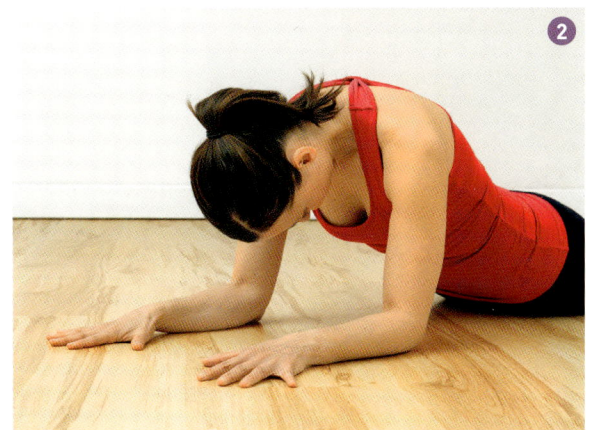

4. TIEFER AUSFALLSCHRITT

Komme in den Kniestand. Setze den linken Fuß vor dir auf.

Beuge das linke Knie so weit nach vorn, dass es über der Ferse ausgerichtet ist und lege die Hände auf den Oberschenkel.

Richte dich im Becken so weit auf, dass der Oberkörper sich leicht nach hinten beugt. Du solltest eine sanfte Dehnung im rechten Hüftbeuger spüren.

Mindestens 8 Atemzüge halten, dann die Seite wechseln.

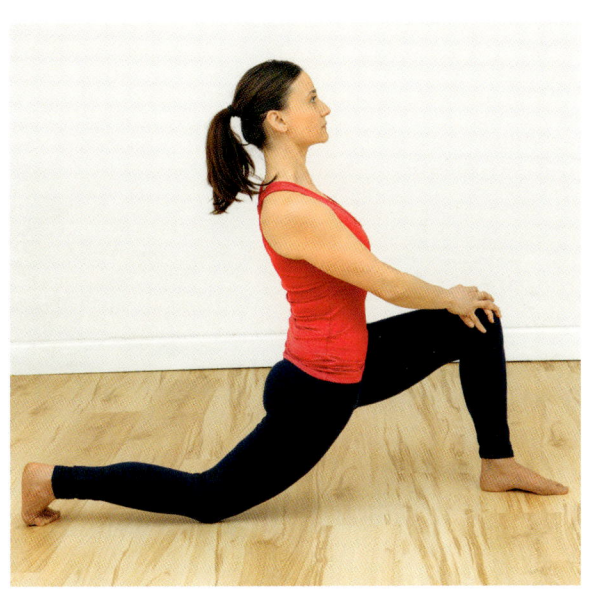

ISCHIALGIE

LÖSUNG: VERSPANNTE MUSKELN UM DEN ISCHIASNERV LOCKERN UND STABILISIEREN

Die durch Ischialgie verursachten Schmerzen werden vom Druck auf den Ischiasnerv ausgelöst. Abgesehen von schweren Fällen wie Taubheit kannst du durch gezielte Bewegungen die verkrampften Muskeln entspannen und so Platz für den Nerv schaffen. Die Übung wirken einerseits entspannend und andererseits stabilisierend. So schaffst du ein Gleichgewicht für die tiefe Beckenmuskulatur, die oft durch zu viel Sitzen verkürzt und geschwächt ist.

1. BEINHEBEN IN SEITLAGE

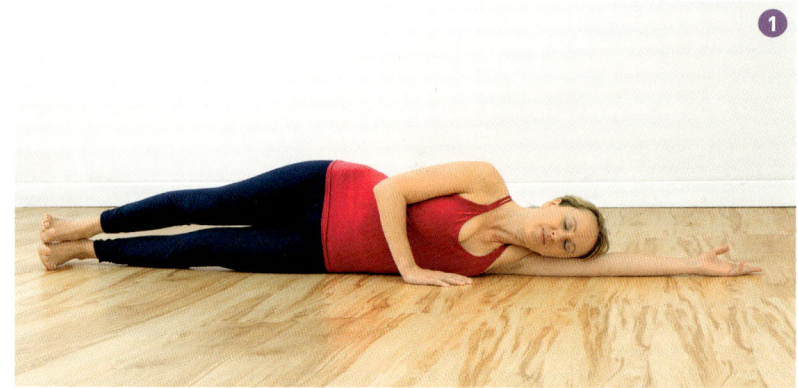

1. Lege dich auf die linke Seite, sodass dein Körper eine gerade Linie bildet. Die Beine sind gestreckt und der Kopf liegt auf dem nach vorn gestreckten rechten Arm.

2. Hebe beim Einatmen das obere rechte Bein langsam an, bis du die Muskeln in Oberschenkel und Gesäß spürst. Das untere linke Bein, die rechte Hand und die Rumpfmuskulatur stabilisieren die Position.

   Beim Ausatmen senke das Bein.

   Mindestens 8-mal wiederholen, dann die Seite wechseln.

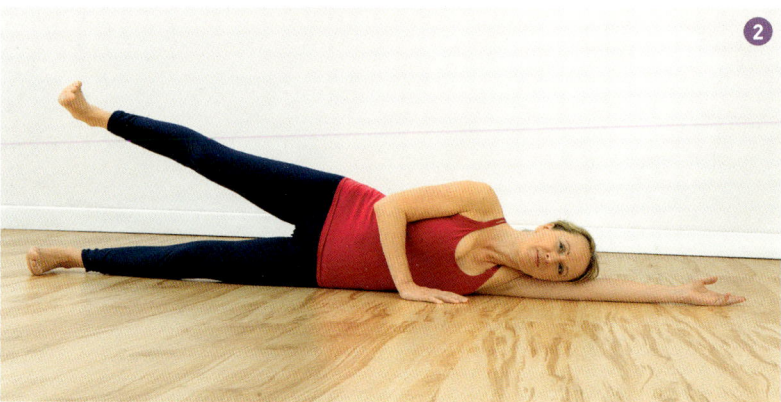

2. BEINÖFFNUNG IM VIERFÜSSLERSTAND

Komme in den Vierfüßlerstand. Platziere die Hände unter den Schultern und die Knie senkrecht unter dem Becken.

Aktiviere die Arme und ziehe leicht den Bauch nach innen, sodass der untere Rücken stabilisiert wird. Beim Einatmen hebe das linke Knie so weit wie möglich nach außen, bis du eine Aktivität in Oberschenkel, Bauch und Gesäß spürst. Das rechte Bein und die Rumpfmuskulatur stabilisieren die Position.

Beim Ausatmen senke das Knie.

Mindestens 8 Mal wiederholen, dann die Seite wechseln.

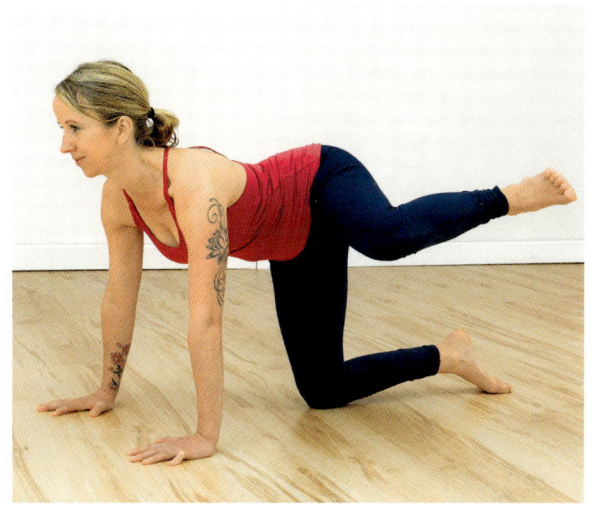

3. GESÄSSDEHNUNG IM SITZEN

Setze dich auf einen Stuhl.

Beuge das linke Bein in einen 90-Grad-Winkel. Platziere das linke Fußgelenk auf dem rechten Oberschenkel.

Strecke den Rücken gerade nach oben und stelle dir ein Hohlkreuz vor. Spann gleichzeitig die Bauchmuskeln an.

Lehne dich nun so weit nach vorn, bis du eine Dehnung in der linken Gesäßhälfte spürst. Die Hände stabilisieren den Fuß und das Knie.

Mindestens 10 Atemzüge halten, dann die Seite wechseln.

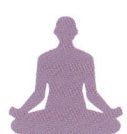 Eine weitere hilfreiche Übung findest du auf Seite 87: „Schulterbrücke mit Adduktorendehnung".

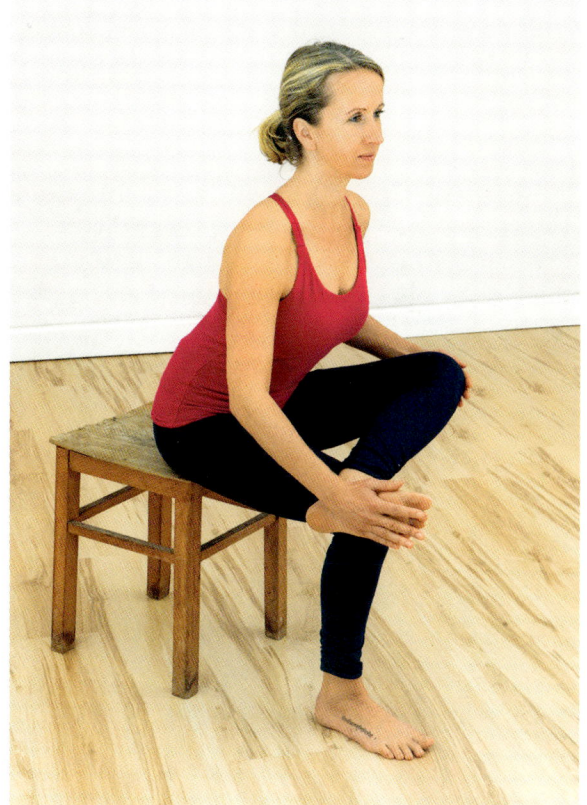

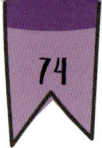

REGELSCHMERZEN

 ## LÖSUNG: BAUCHRAUM DEHNEN UND ENTSPANNEN

Hier wirkt Yoga gleichermaßen sanft, aber auch vitalisierend. Die Yogapraxis dient der Entspannung auf körperlicher und geistiger Ebene, sodass die Selbstheilungskräfte angeregt werden. Die folgenden Übungen sind konzipiert, um mehr Raum im unteren Bauch zu schaffen und den Rumpf zu mobilisieren.

1. DREITEILIGE ATEMÜBUNG

Lege dich entspannt auf den Rücken. Schließe die Augen und vertiefe deine Atmung. Atme durch die Nase ein und aus.

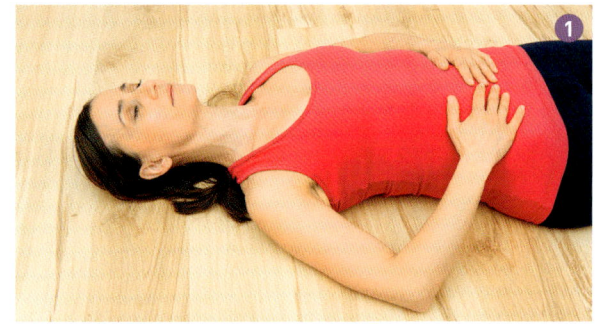

1. **Stufe 1:** Atme tief in den Bauch ein, sodass die Bauchdecke sich wölbt. Atme aus und entspanne den Bauch.

   5 Atemzüge wiederholen.

2. **Stufe 2:** Beim Einatmen lenke die Luft zu gleichen Teilen in Bauch und Rippenbereich, sodass sich diese Körperteile ausdehnen. Beim Ausatmen entspanne zuerst die Rippen und dann den Bauch.

   5 Atemzüge wiederholen.

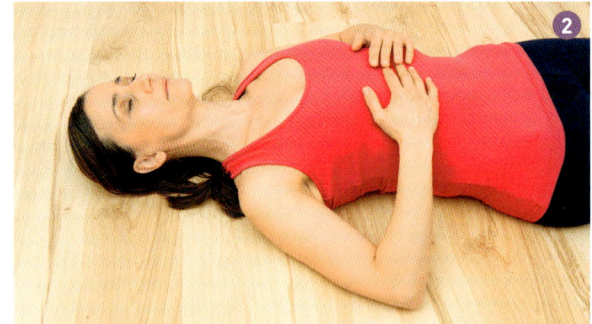

3. **Stufe 3:** Beim Einatmen lenke die Luft zu gleichen Teilen in Bauch, Rippen- und Brustbereich, sodass sich diese Körperteile ausdehnen. Beim Ausatmen entspanne zuerst die Brust, dann die Rippen und schließlich den Bauch.

   5 Atemzüge wiederholen.

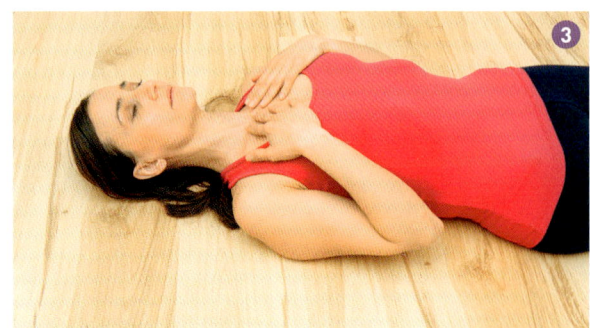

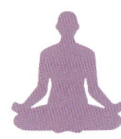 Eine weitere hilfreiche Übung findest du auf Seite 71: „Tiefer Ausfallschritt".

2. KOBRA AUF FINGERSPITZEN

Lege dich auf den Bauch.

1. Platziere die Hände auf Brusthöhe so weit wie möglich neben dem Körper, sodass die Ellenbogen noch angewinkelt sind.

   Komme dann auf die Fingerspitzen. Drücke die Füße in den Boden und hebe die Knie leicht an, sodass die Beine aktiviert sind.

2. Hebe beim Einatmen Oberkörper und Kopf an und lege beim Ausatmen alles wieder am Boden ab. Der Abstand der Hände bleibt unverändert. Übe so, dass du mit der Rückenmuskulatur arbeitest.

   Mindestens 8-mal wiederholen.

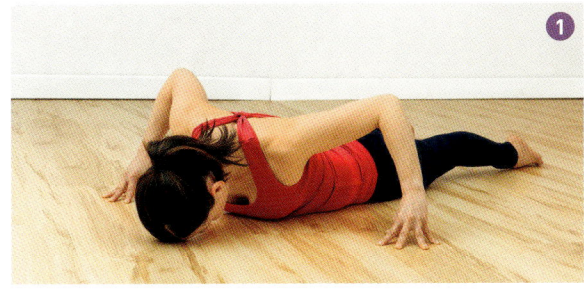

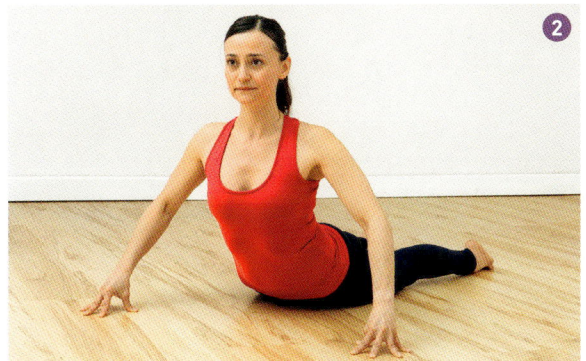

Der Nacken sollte lang und die Schulterblätter nach unten ausgerichtet sein.

3. ROTATION IM LIEGEN

Lege dich auf den Rücken und stelle die Füße etwas mehr als hüftbreit vor dem Gesäß auf. Atme durch die Nase ein und aus.

1. Lass beim Ausatmen die Beine parallel wie ein Scheibenwischer langsam nach links sinken.

2. Beim Einatmen bringe die Beine wieder in die Mitte und lass sie beim nächsten Ausatmen nach rechts sinken.

   Mindestens 8-mal pro Seite wiederholen.

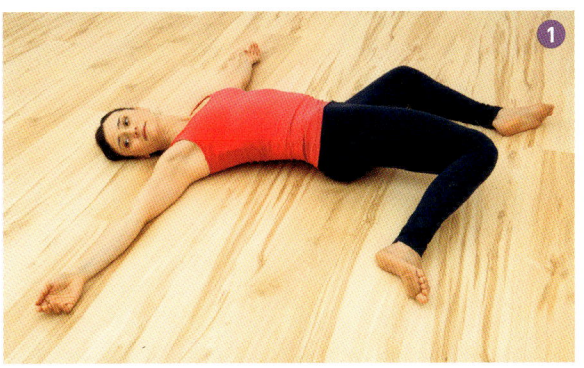

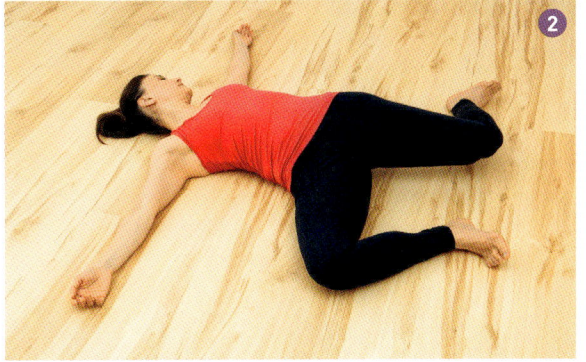

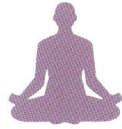
Verbinde die Bewegung mit der Atmung. Die Rotationen entspannen die Rückenmuskulatur und den Rumpf.

PRÄMENSTRUELLES SYNDROM (PMS)

 LÖSUNG: BAUCH UND UNTEREN RÜCKEN ENTSPANNEN

Vor der Periode bringen die Hormone dich aus der Balance. Akzeptiere diese Phase und nimm dir ausreichend Zeit, um den Körper zu entspannen und seelische Ausgeglichenheit zu finden, indem du dir Ruhe schenkst. Sanfte Dehnungen und eine achtsame Atmung können dir helfen, die angespannte Muskulatur in Bauch und Becken zu entspannen sowie den Geist zu beruhigen.

1. EINSEITIGE HÜFTBEUGUNG IM LIEGEN

Lege dich auf den Rücken und stelle den rechten Fuß auf. Beuge das linke Bein und greife die Fußaußenkante oder das Fußgelenk. Sollte dies nicht möglich sein, greife den Oberschenkel.

Ziehe das linke Knie außen neben den Oberkörper, bis du eine Dehnung in der Hüfte und im linken Oberschenkel spürst. Entspanne dich durch eine tiefe Atmung in die Position hinein.

Möglichst 10 Atemzüge halten, dann die Seite wechseln.

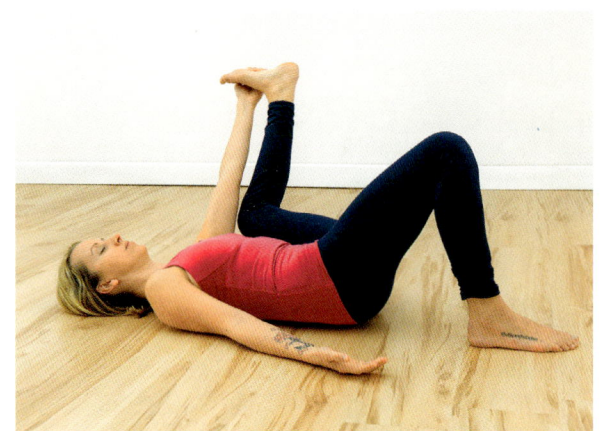

2. ADDUKTORENDEHNUNG IM LIEGEN

Lege dich auf den Rücken und winkle die Beine in einem für dich angenehmen Abstand an. Lege die Fußsohlen aneinander und lass die Knie locker nach außen sinken. Du solltest eine angenehme Dehnung in den Hüften und in den Innenseiten der Beine spüren.

Lege die Hände auf den Bauch und atme tief ein und aus, sodass du die Bewegung der Atmung im Bauch spüren kannst. Konzentriere dich vor allem auf eine lange Ausatmung.

Mindestens 12 Atemzüge halten.

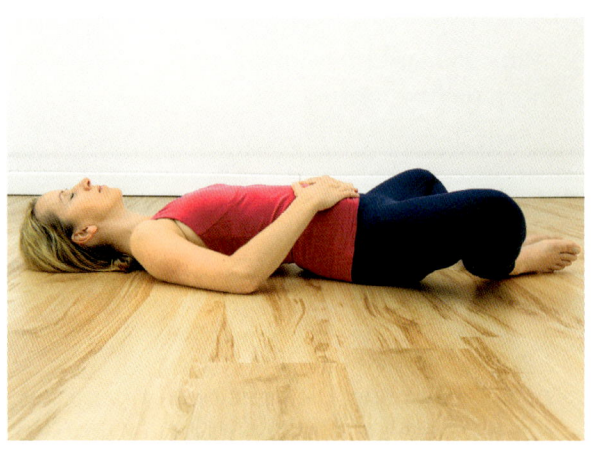

3. ROTATION IM LIEGEN MIT GESCHLOSSENEN BEINEN

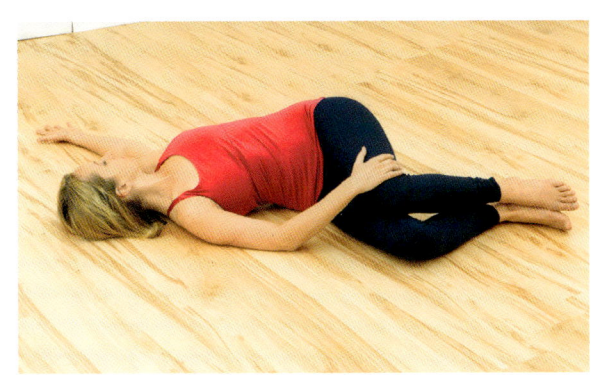

Lege dich auf den Rücken und stelle die Füße vor dem Gesäß auf.

Strecke den linken Arm in Schulterhöhe zur Seite aus. Der Kopf dreht nach links.

Bringe die Knie auf die rechte Seite. Greif mit der rechten Hand den linken Oberschenkel und übe einen sanften Zug aus, bis du eine angenehme Dehnung in der linken Körperseite spürst.

Mindestens 10 Atemzüge halten, dann die Seite wechseln.

4. KINDESHALTUNG AUF KISSEN

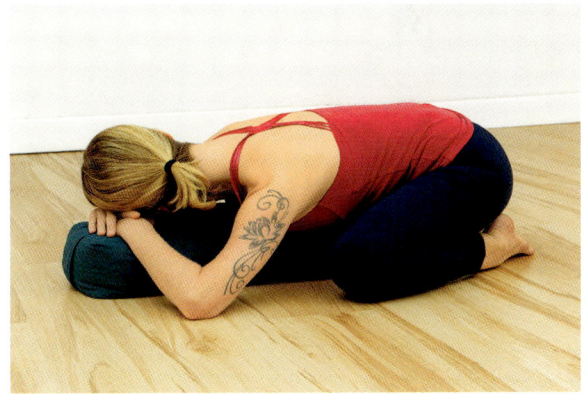

Bringe die Knie zum Boden und öffne sie in einem für dich angenehmen Winkel. Lege bei Bedarf eine Decke oder ein Kissen vor die Knie und beuge den Oberkörper nach vorn.

Alternativ komm in die Bauchlage.

Die Hände liegen übereinander unter dem Kopf, der durch das Kissen etwas erhöht ist. Oberkörper und Arme sind entspannt.

Lass dich in die Position sinken und konzentriere dich auf eine ruhige, tiefe Atmung.

Mindestens 10 Atemzüge hier verweilen.

 Props: Decke oder Kissen

TO DO

○ Warmes Bad

○ Wärmflasche

○ Kirschkernkissen

○ Atemübungen für den Unterleib

○

○

REIZDARM

LÖSUNG: DURCH BEWEGUNG DEN DARM MASSIEREN

Die Symptome sind unterschiedlich und variieren zwischen Durchfall und Verstopfung. Allgemein ist es wichtig, Spannungen im Unterleib zu lösen und entspannt und bewusst zu atmen.

1. LIEGENDE ROTATION MIT ANGEWINKELTEM BEIN

Lege dich auf den Rücken und ziehe das linke Knie zu dir heran, das rechte Bein liegt ausgestreckt auf dem Boden. Der linke Arm liegt zur Seite ausgestreckt am Boden, die rechte Hand umfasst die Außenkante des linken Oberschenkels. Atme durch die Nase ein und aus. Bringe das linke Bein langsam zur rechten Seite, bis du eine angenehme Dehnung in der linken Bauchseite spürst.

Mindestens 8 Atemzüge halten, dann die Seite wechseln.

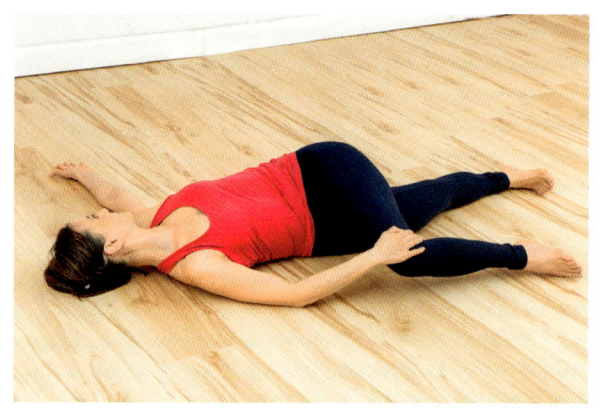

2. TIEFE HOCKE

Komme in den Stand und stelle die Füße hüftbreit und leicht nach außen gedreht auf.

Beuge die Knie und komm so tief wie möglich in die Hocke. Zur Unterstützung kannst du Blöcke oder eine Decke unter die Fersen legen.

Mindestens 10 Atemzüge verweilen.

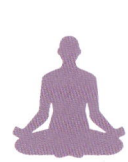
In dieser Position massierst du die Organe durch den leichten Druck im Bauch.

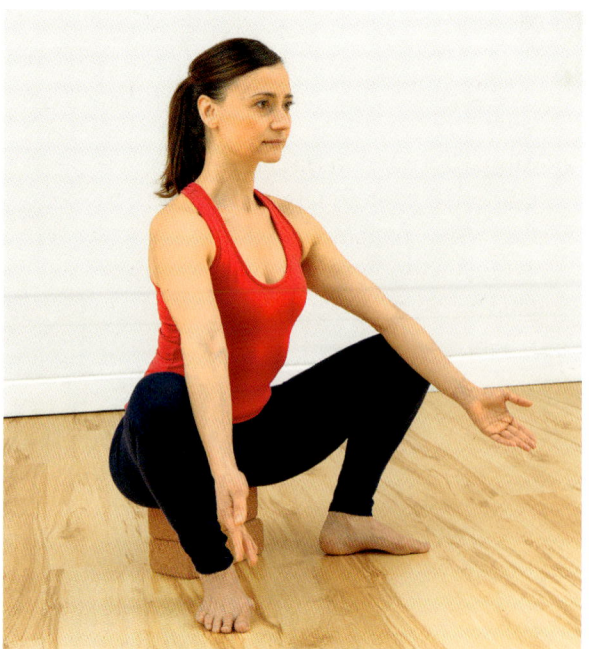

3. KNIE ZUR BRUST

1. Lege dich entspannt auf den Rücken. Stelle die Beine vor dem Gesäß auf und lege die Hände auf die Knie. Ziehe nun die Knie in Richtung Brust.

2. Beim Einatmen schiebe die Knie nach vorn, bis die Arme gestreckt sind. Beim Ausatmen führe die Knie wieder zur Brust.

   Mindestens 1 Minute üben.

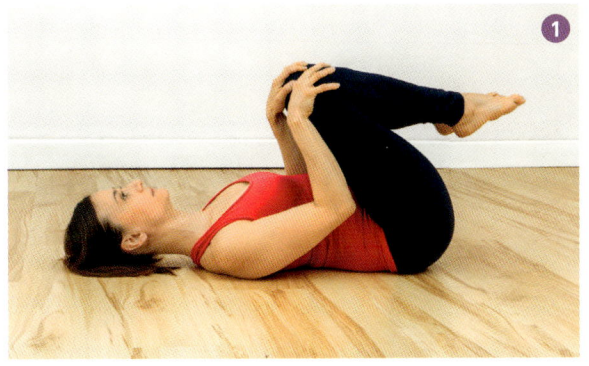

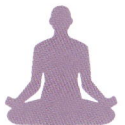 Diese Übung ist eine Atemübung.

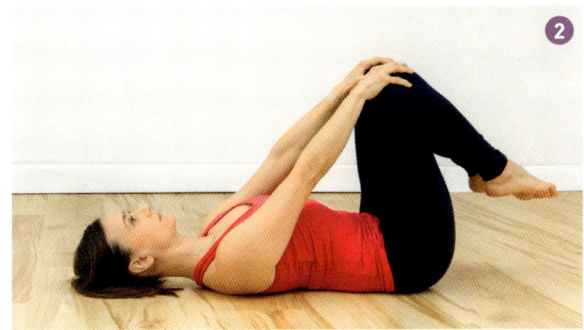

4. ROTIERENDE SCHULTERBRÜCKE

1. Lege dich auf den Rücken und stelle die Füße hüftbreit und gerade vor dem Gesäß auf. Fersen und Knie sind in einer Linie. Die Arme liegen seitlich neben dem Oberkörper am Boden.

2. Atme ruhig in den Bauchraum ein und aus. Beim nächsten Einatmen hebe das Becken und kreise es langsam mehrmals in verschiedene Richtungen. Lass den Atem dabei gleichmäßig fließen.

   Mindestens 1 Minute üben.

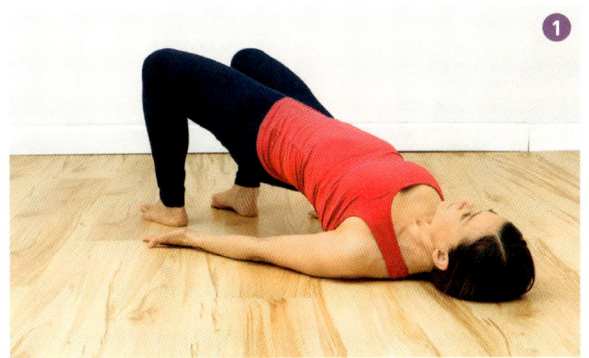

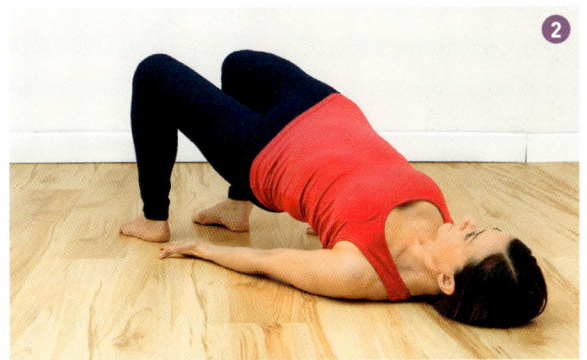

VERSTOPFUNG

LÖSUNG: DIE BAUCHORGANE DURCH BEWEGUNG ANREGEN UND DIE AUSATMUNG VERLÄNGERN

Neben gezielten Bewegungen ist es wichtig, Ruhe – und Erholungsphasen in den Alltag zu integrieren. Denn wenn du ständig unter Strom stehst, reagiert der Körper – zum Beispiel mit Verdauungsproblemen.

Die Übungen helfen dir, dich körperlich und geistig zu entspannen und die Bauchorgane anzuregen. Besonders wichtig ist eine lange Ausatmung, um das Loslassen zu fördern.

1. BREITE HOCKE MIT DREHUNG

Stelle die Füße weit auseinander auf und drehe die Fußspitzen leicht nach außen. Beuge die Knie möglichst tief. Strecke den Rücken und beuge dich etwas nach vorn.

Atme tief aus und drücke dabei mit der rechten Hand gegen den rechten Oberschenkel. Drehe gleichzeitig den Oberkörper so weit wie möglich nach rechts, der Blick geht über die rechte Schulter. Ziehe sanft den Bauch nach innen. Beim Einatmen komm in die Mitte zurück. Drehe beim Ausatmen nach links.

Mindestens 4-mal pro Seite wiederholen.

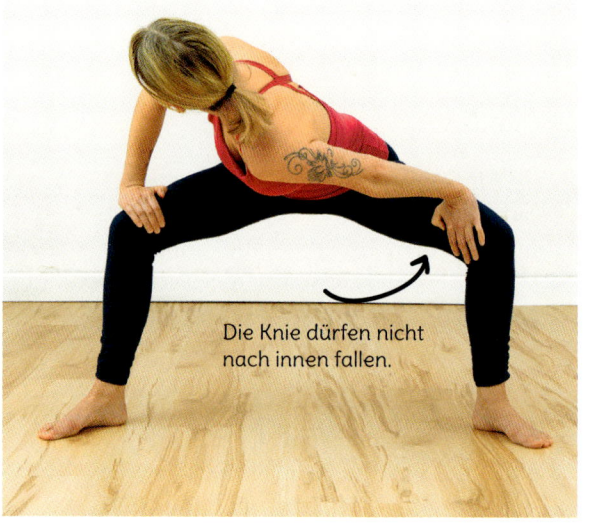

Die Knie dürfen nicht nach innen fallen.

TO DO

- ○ Viel Wasser und Tee trinken
- ○ Trockenfrüchte
- ○ Bewegung an der Luft
- ○ Langsam Kauen
- ○ Gemüse dünsten
- ○ Nüchtern warmes Wasser trinken

2. KINDESHALTUNG MIT DECKE

Komme in einen Fersensitz und bringe dabei die Knie etwas auseinander. Lege dir eine zusammengerollte Decke auf die Oberschenkel.

Beuge den Oberkörper über die Beine und lege ihn auf der Decke ab. Du solltest jetzt einen angenehmen Druck im Bauch spüren, der die Bauchorgane anregt. Die Arme liegen locker angewinkelt am Boden.

Atme möglichst lang aus und lass dich tiefer in die Position sinken.

Mindestens 10 Atemzüge hier verweilen.

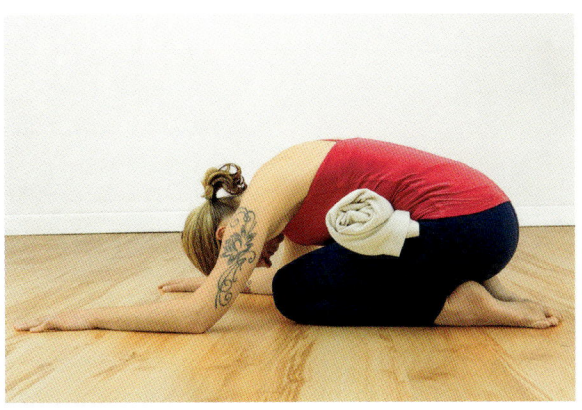

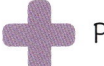 Prop: Decke

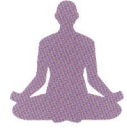 Durch diese Bauchmassage massierst du die Verdauungsorgane.

3. SPHINX

Komme in die Bauchlage.

Setz die Unterarme schulterbreit vor dir auf, die Ellenbogen liegen dabei unter den Schultern und die Hände sind in einer Linie mit den Ellenbogen ausgerichtet. Der Kopf ist gerade, der Nacken lang.

Drücke die Füße in den Boden und hebe die Knie etwas an, sodass die Beine aktiviert sind.

Drücke Unterarme und Hände kraftvoll fest in den Boden und schiebe den Brustkorb etwas nach vorn. Halte eine leichte Bauchspannung und konzentriere dich auf eine lange Ausatmung.

Mindestens 8 Atemzüge halten.

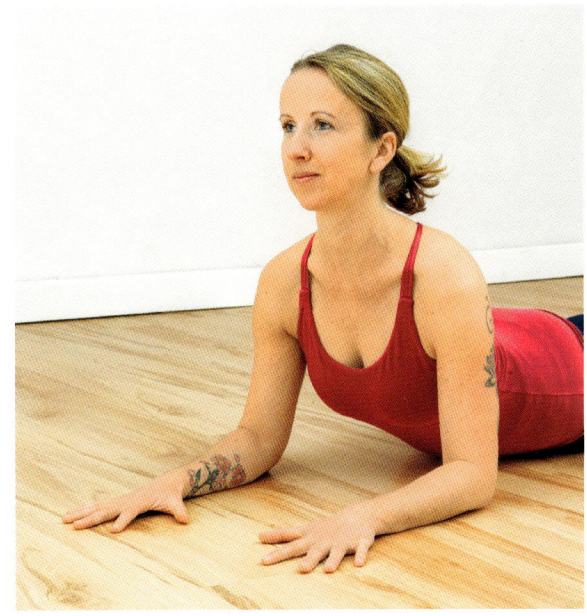

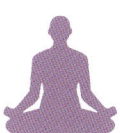 Eine weitere hilfreiche Übung findest du auf Seite 79: „Knie zur Brust".

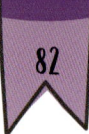
REKTUSDIASTASE

LÖSUNG: SCHRÄGE BAUCHMUSKELN AKTIVIEREN UND STÄRKEN

Da der Spalt zwischen den geraden Bauchmuskeln breiter als üblich ist, muss die Stabilität in der Mitte wiederhergestellt werden. Dafür ist es wichtig, die seitlichen und die queren Muskeln zu stärken. Folgenden Übungen stärken die tiefe Bauchmuskulatur.

1. ASYMMETRISCHE ROTATION IM VIERFÜSSLERSTAND

Komme in den Vierfüßlerstand. Strecke das rechte Bein zur Seite aus, die Fußsohle steht flach auf dem Boden.

Beim Einatmen strecke den linken Arm nach oben aus, beim Ausatmen führe den ausgestreckten Arm vor den Oberkörper. Dabei sind die Bauchmuskeln angespannt.

Mindestens 8-mal wiederholen, dann die Seite wechseln.

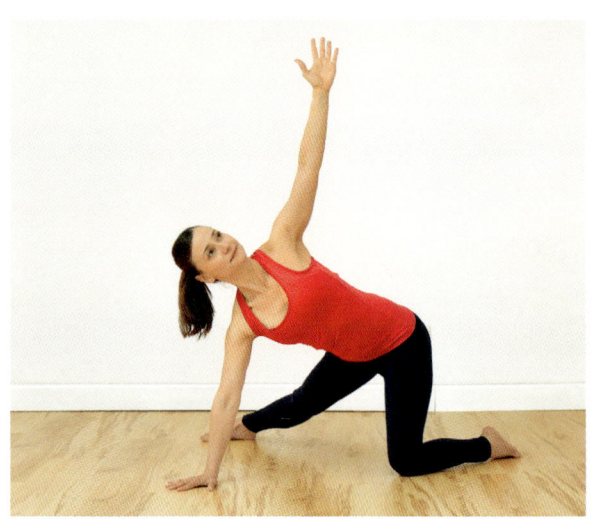

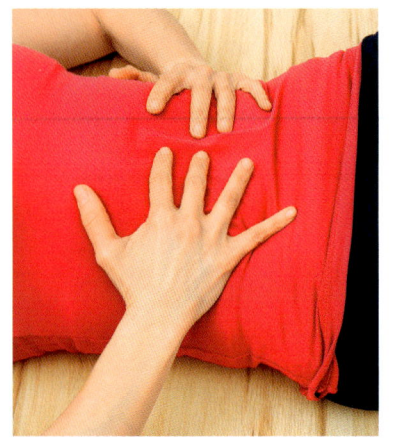

2. RÜCKENLAGE MIT BAUCHMUSKELAKTIVIERUNG

Lege dich auf den Rücken und stelle die Füße hüftbreit auf. Beim Ausatmen spanne die Bauchmuskulatur so fest du kannst an (Achtung nicht verkrampfen!).

Stell dir vor, dass du damit einen Stabilitätsgürtel im Rumpf kreierst und so die nötige Spannung hältst, um nicht auseinanderzufallen. Halte die Spannung beim Einatmen und verstärke sie beim Ausatmen.

Mindestens 10 Atemzüge hier verweilen.

3. SEITBEUGE IN RÜCKENLAGE MIT BAUCHKRAFT

1. Lege dich auf den Rücken und stelle die Füße hüftbreit auf. Verschränke die Hände unter dem Hinterkopf.

2. Beim Ausatmen spanne die Bauchmuskeln an und hebe den Kopf. Bleibe hier beim Einatmen. Mit der nächsten Ausatmung führe den rechten Ellenbogen in Richtung rechtes Knie. Beim Einatmen komm in die Mitte zurück. Beim nächsten Ausatmen führe den linken Ellenbogen in Richtung linkes Knie.

   Mindestens 8-mal pro Seite üben.

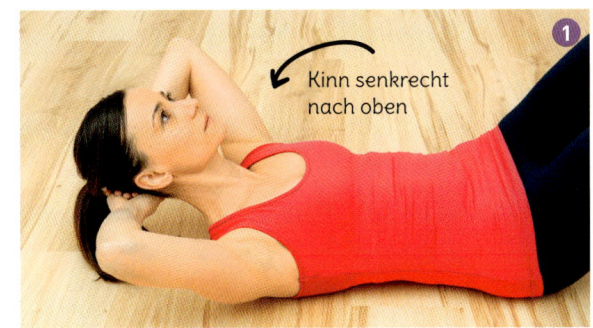

Kinn senkrecht nach oben

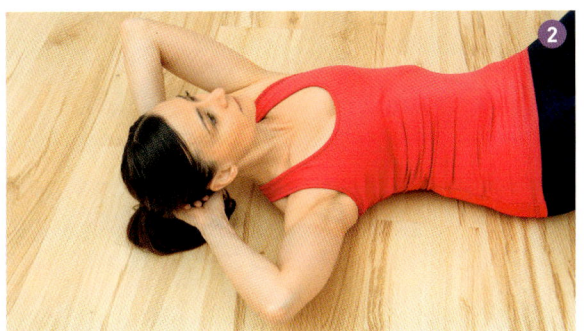

4. SEITSTÜTZE MIT ELLENBOGEN

1. Lege dich auf die rechte Seite und setze den rechten Unterarm auf dem Boden auf. Lege dir gegebenenfalls eine Decke unter. Die Knie sind angewinkelt. Oberkörper, rechte Schulter und rechtes Knie bilden eine Linie.

2. Beim Ausatmen spanne die Bauchmuskeln an und hebe das Becken so hoch wie möglich. Beim Einatmen lass die Hüfte sinken.

   Mindestens 10-mal üben, dann die Seite wechseln.

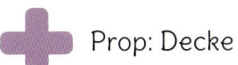 Prop: Decke

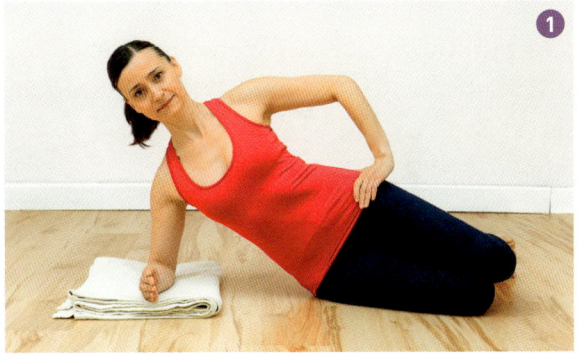

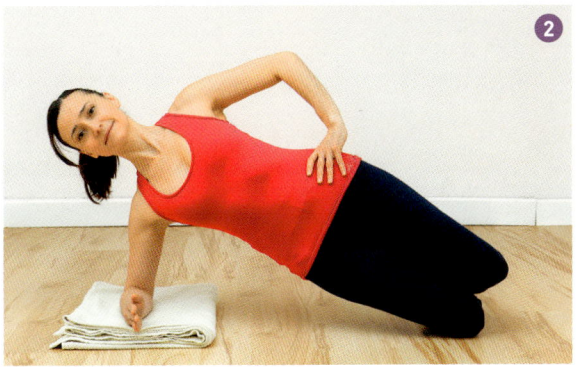

HÜFTE UND OBERSCHENKEL

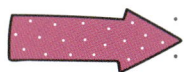

prophylaktische übung

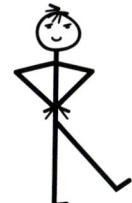

EINATMEN

Gewicht auf ein Bein verlagern

AUSATMEN

freies Bein nach vorn austrecken

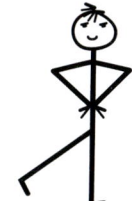

EINATMEN

in die Mitte kommen

AUSATMEN

Bein nach hinten austrecken.

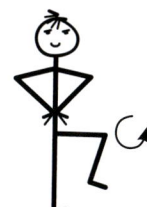

EINATMEN

Knie anwinkeln

AUSATMEN

Knie nach außen kreisen

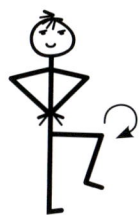

EINATMEN

Knie anwinkeln

AUSATMEN

Knie nach innen kreisen

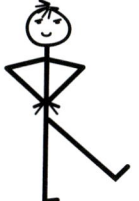

EINATMEN

Bein nach außen
austrecken

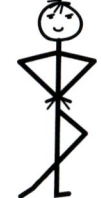

AUSATMEN

Bein nach innen kreuzen

Ich verbinde mich mit meinem Körper und meinem Atem.

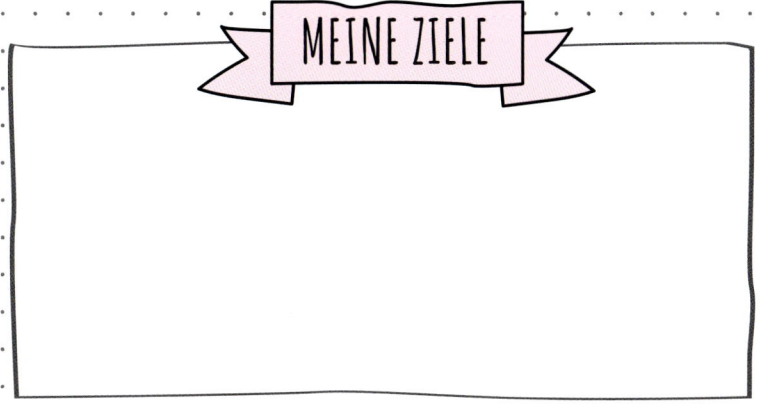

MEINE ZIELE

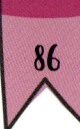
ILIOSAKRALGELENK-SYNDROM (ISG-SCHMERZEN)

LÖSUNG: BECKENMUSKULATUR STABILISIEREN UND MOBILISIEREN

Bei ISG-Schmerzen funktionieren Muskeln, Faszien, Sehnen und Bänder nicht mehr als Einheit und verspannen sich, um das Iliosakralgelenk zu schützen. Aus diesem Grund muss die Muskulatur sanft mobilisiert werden, sodass die Stabilität im Becken wiederhergestellt wird. Die Übungen stärken die Muskulatur und lösen sanft die Blockaden.

 **AKUTE PHASE**

1. ASYMMETRISCHE VORBEUGE AN DER WAND

Stelle dich in einer Schrittlänge Abstand vor eine Wand. Setz die rechte Ferse so nah wie möglich vor die Wand, sodass der rechte Fußballen gegen die Wand drückt. Der hintere Fuß bleibt flach am Boden.

Beuge den Oberkörper nun sanft nach vorn, sodass Unterarme und Stirn (wenn möglich) an der Wand lehnen. Achte darauf, dass der untere Rücken lang bleibt (stell dir ein Hohlkreuz vor) und das Becken möglichst gerade ist.

Mindestens 10 Atemzüge halten, dann die Seite wechseln.

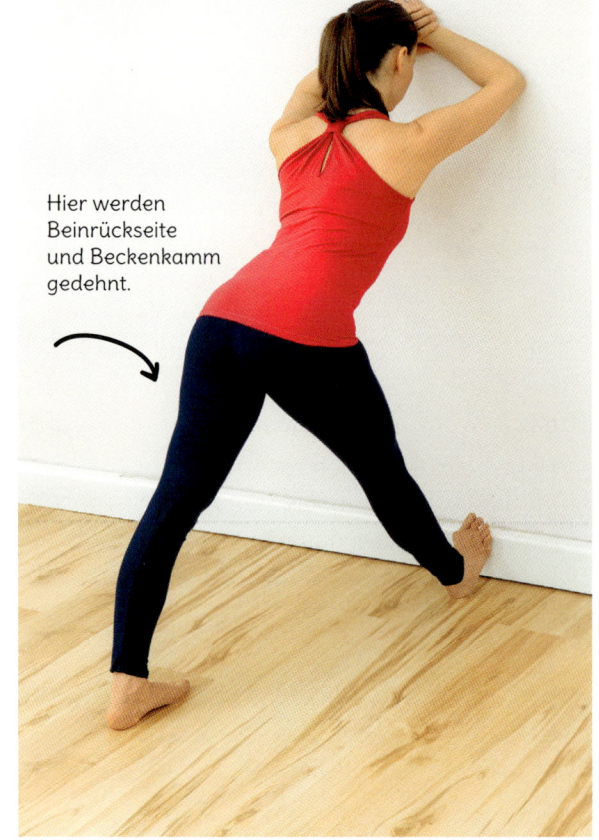

Hier werden Beinrückseite und Beckenkamm gedehnt.

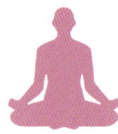 Bei Blockaden findest du auf Seite 75 eine weitere hilfreiche Übung: „Rotationen im Liegen".

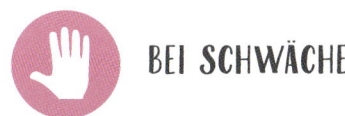 **BEI SCHWÄCHE**

2. SCHULTERBRÜCKE MIT ADDUKTORENDEHNUNG

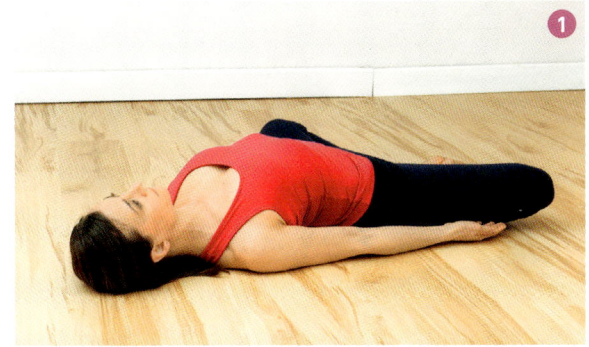

1. Komme in die Rückenlage und lege die Fußsohlen aneinander, sodass sich die Knie nach außen öffnen. Die Arme liegen neben dem Körper, der Kopf ist gerade, die Handflächen zeigen nach oben.

2. Drücke die Füße fest aneinander, sodass du eine Spannung im Beckenboden spürst. Beim Einatmen hebe das Becken und den Oberkörper weit nach oben. Drücke außerdem Arme, Hände und Schultern in den Boden.

   Mindestens 8 Atemzüge halten.

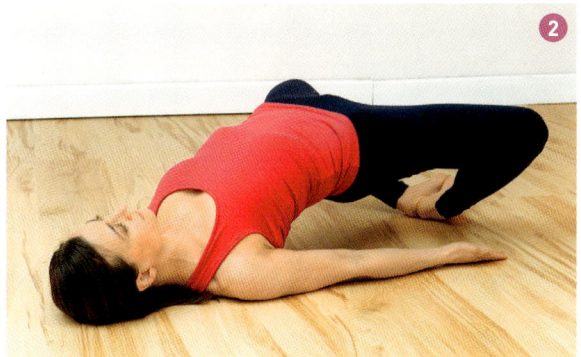

3. KOBRA MIT HÄNDEN UNTER DER STIRN UND ANGEHOBENEM BEIN

Komme in die Bauchlage und lege beide Hände unter die Stirn, die Ellenbogen zeigen nach außen.

Drücke den linken Fuß in den Boden, sodass das Knie leicht vom Boden abhebt.

Hebe beim Einatmen rechtes Bein, Oberkörper und Kopf an, die Hände bleiben dabei unter der Stirn, sodass die Unterarme ebenfalls vom Boden abheben. So weit nach oben gehen, bis du die Kraft aus dem Rücken spürst.

Beim Ausatmen alles wieder am Boden ablegen.

Mindestens 5-mal wiederholen, dann die Seite wechseln.

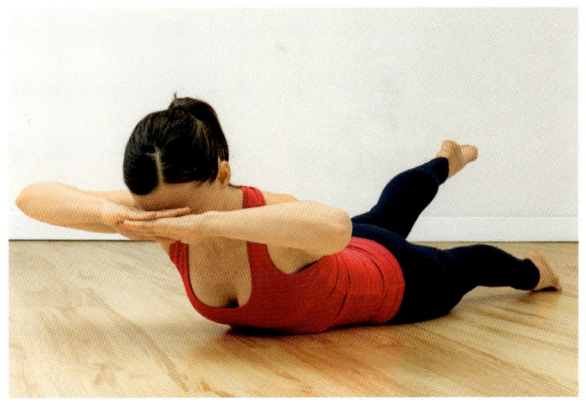

 Nacken lang halten und Schulterblätter nach unten ausrichten.

PIRIFORMIS-SYNDROM

LÖSUNG: ALLE BEREICHE DER GESÄSSMUSKULATUR DEHNEN

Angespannte Muskeln im Gesäß sind nicht nur in dieser Körperregion unangenehm, sondern auch im unteren Rücken und im Bein. Aus diesem Grund ist es wichtig, dass alle drei Regionen zunächst gedehnt und mobilisiert werden, um aus der Fehlhaltung herauszukommen.

1. SPHINX MIT ANGEWINKELTEM BEIN

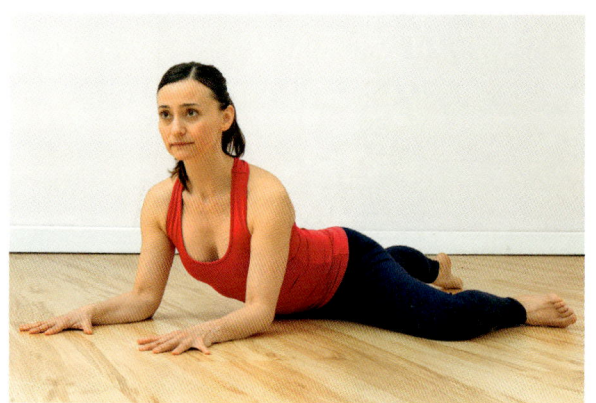

Komme in die Bauchlage. Setze die Unterarme schulterbreit vor dir auf und lege das linke Knie angewinkelt zur Seite. Der Oberköper ist in einer leichten Rückbeuge ausgerichtet.

Du solltest eine leichte Dehnung in der Beininnenseite spüren und das Gefühl haben, Raum im Becken zu schaffen.

6–10 Atemzüge halten, dann die Seite wechseln.

2. PIRIFORMISDEHNUNG IM LIEGEN

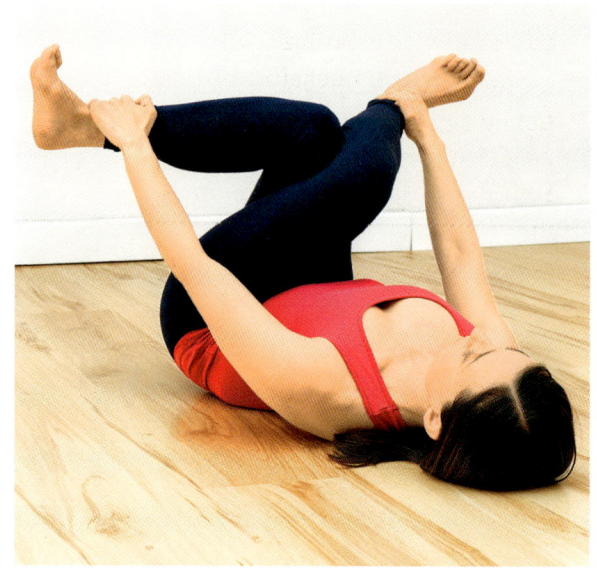

Lege dich auf den Rücken und stell die Füße vor dem Gesäß auf. Lege das linke Knie über den rechten Oberschenkel und zieh beide Knie zu dir heran, Unterschenkel und Füße zeigen jeweils entgegengesetzt nach außen.

Hebe für einen Moment den Kopf und fass die Knöchel oder Schienbeine, dann lass Kopf und Schultern wieder entspannt auf den Boden sinken. Falls die Dehnung zu intensiv sein sollte, fass die Knie. Hierbei sollte eine Dehnung in der tiefen Gesäßmuskulatur zu spüren sein.

Mindestens 10 Atemzüge halten, dann die Seite wechseln.

3. TIEFER AUSFALLSCHRITT MIT AUSSENROTATION DES BEINS

Komme in den Kniestand. Setz den rechten Fuß vor dir auf.

Beuge das rechte Knie so weit nach vorn, dass es über der Ferse ausgerichtet ist und lege die rechte Hand auf den Oberschenkel.

Kipp den rechten Fuß um 45–90 Grad nach außen und lass das rechte Knie sanft nach außen fallen, bis du eine sanfte Dehnung im linken Hüftbeuger und in der Innenseite des rechten Oberschenkels spürst. Der Oberkörper dreht leicht nach rechts.

Mindestens 8 Atemzüge halten, dann die Seite wechseln.

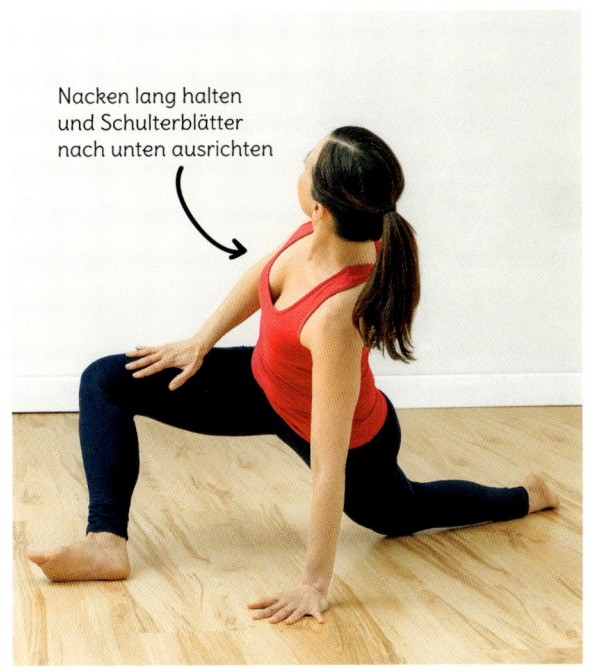

Nacken lang halten und Schulterblätter nach unten ausrichten

4. GESÄSSDEHNUNG IM SITZEN

Setze dich auf einen Stuhl. Beuge das rechte Bein in einen 90-Grad-Winkel. Dann lege das rechte Fußgelenk auf den linken Oberschenkel.

Strecke den Rücken gerade nach oben und stelle dir ein Hohlkreuz vor. Spann gleichzeitig die Bauchmuskeln an.

Lehne dich nun so weit nach vorn, bis du eine Dehnung in der rechten Gesäßhälfte spürst. Die Hände stabilisieren den Fuß und das Knie.

Mindestens 10 Atemzüge halten, dann die Seite wechseln.

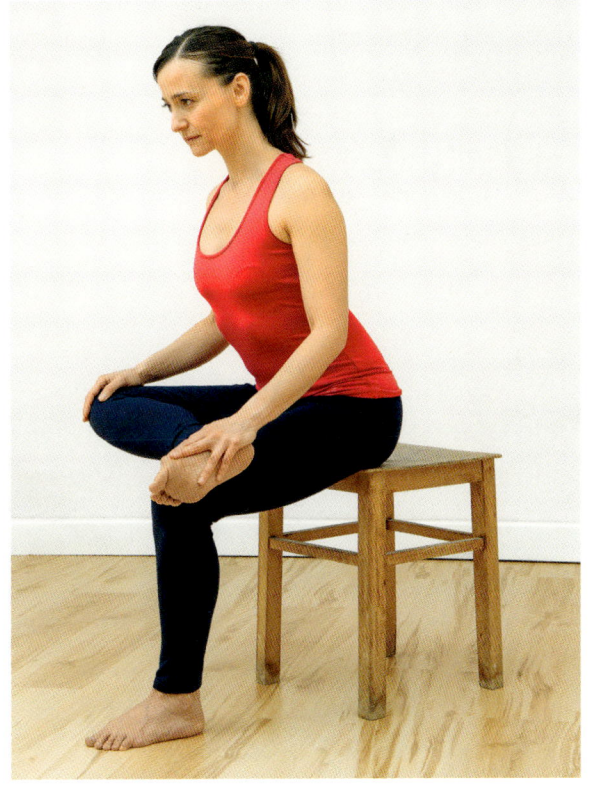

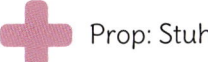 Prop: Stuhl

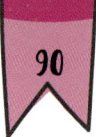

HÜFTARTHROSE

LÖSUNG: HÜFTE IN ALLE RICHTUNGEN BEWEGEN

Bei jeder Form von Arthrose sollten die Gelenke möglichst vielseitig bewegt werden, um die Muskulatur zu dehnen und zu stärken. Im Alltag machen wir meist immer wieder dieselben Bewegungen mit der Hüfte. Die Übungen stärken die gesamte Hüfte.

1. FLANKENDEHNUNG IM VIERFÜSSLERSTAND

Komme in den Vierfüßlerstand. Strecke das linke Bein nach hinten aus und überkreuze es auf der rechten Seite. Du kannst die Zehen aufstellen oder die Innenkante des linken Fußes aufsetzen.

Beim Einatmen verlängere die Wirbelsäule und beim Ausatmen schau nach rechts, sodass die Dehnung in der Flanke vertieft wird.

Mindestens 8 Atemzüge halten, dann die Seite wechseln.

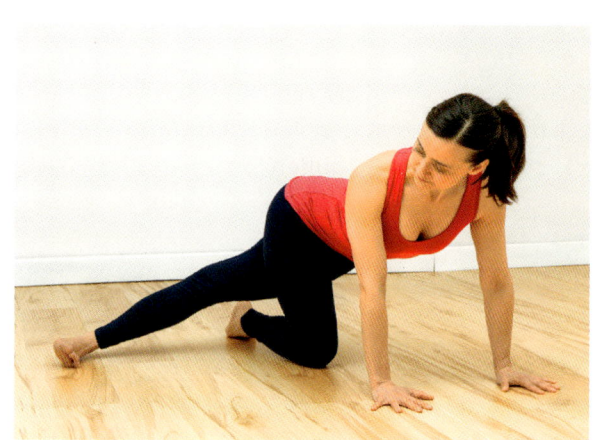

2. BEIN HEBEN UND KREUZEN IM STEHEN

1. Stelle dich mit dem linken Bein aufrecht auf einen Yogablock. Verlagere dein Gewicht auf das linke Bein und hebe beim Einatmen das rechte Bein zur Seite.

2. Beim Ausatmen kreuze das rechte Bein über das linke, ohne dabei den Fuß abzusetzen.

Mindestens 8-mal üben, dann die Seite wechseln.

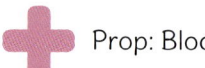 Prop: Block

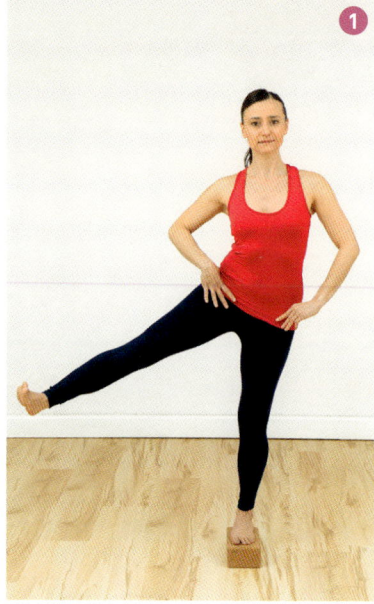

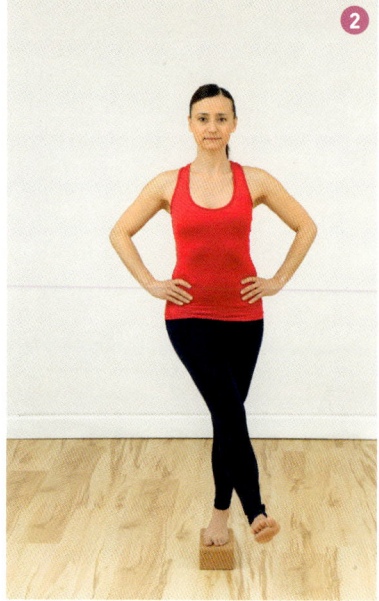

 Ziel der Übung ist, das Hüftgelenk in jede Richtung zu mobilisieren, deshalb ist es wichtig, nach außen und innen zu kreisen.

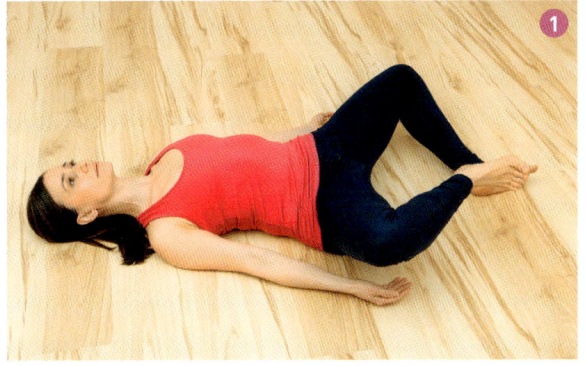

3. KNIEKREISEN IN RÜCKENLAGE

1. Komme in die Rückenlage und lege die Fußsohlen aneinander, sodass sich die Knie nach außen öffnen. Die Arme liegen neben dem Körper, der Kopf liegt gerade auf dem Boden und die Handflächen zeigen nach oben.

2. Hebe das gebeugte rechte Bein und beschreibe mit dem angewinkelten Knie einen Kreis nach außen.

3. Anschließend kreise mit dem Knie nach innen. Verbinde diese Bewegung mit der Atmung, indem du dich langsam bewegst und dabei tief ein- und ausatmest.

   In jede Richtung 4-mal kreisen, dann mit dem linken Bein kreisen.

 Prop: Decke

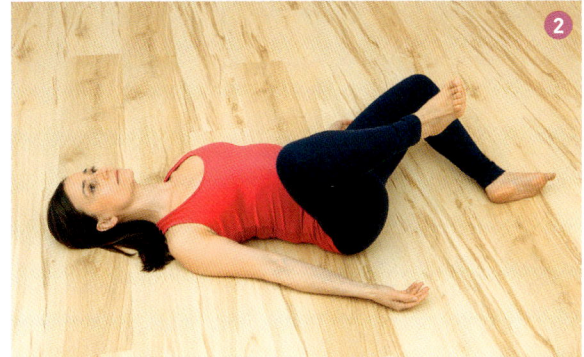

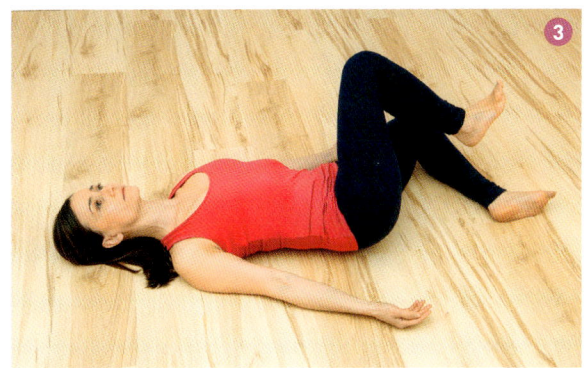

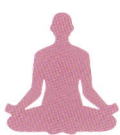 Eine weitere hilfreiche Übung findest du auf Seite 71: „Tiefer Ausfallschritt".

LEISTENSCHMERZEN

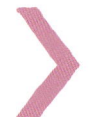

LÖSUNG: DEHNEN UND STABILISIEREN

Die Leisten verbinden den Oberkörper mit den Beinen und sind zahlreichen Belastungen ausgesetzt. Bei zu schwacher Rumpfmuskulatur und verkürzten Hüftbeugern können die Leisten bei Überlastungen Schmerzen verursachen. Im schlimmsten Fall kann ein Leistenbruch die Folge sein, wobei schleunigst ein Arzt aufgesucht werden muss. Die Übungen helfen, den Leistenbereich einerseits flexibel zu halten und andererseits zu stabilisieren.

1. BEINPENDELN

Stelle dich mit dem rechten Fuß auf einen Yogablock, ein Buch oder eine Treppe und hebe den linken Fuß vom Boden ab.

Beginne, mit dem linken Bein langsam nach vorn und hinten zu pendeln, sodass die linke Leiste mobilisiert und gedehnt wird. Die Bewegung geht von der Hüfte aus. Die Arme können locker mitschwingen.

Falls dir die Balance anfangs schwerfällt, kannst du dich mit einer Hand an einem Stuhl festhalten. Mindestens 1 Minute in Bewegung bleiben, dann die Seite wechseln.

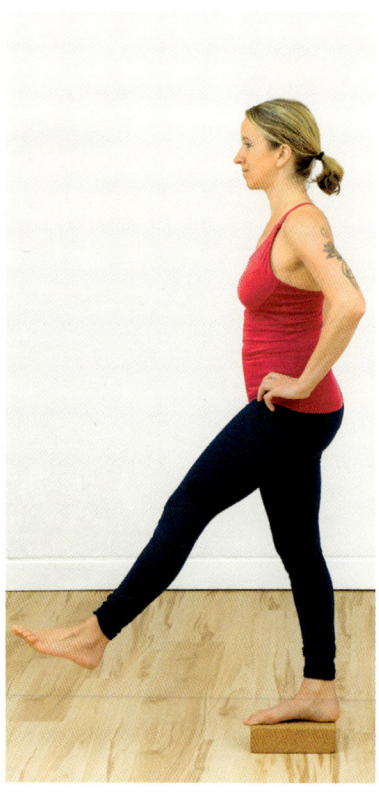
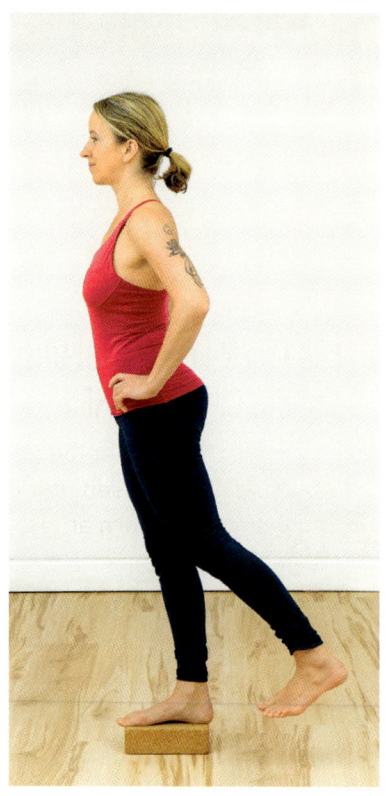

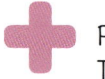
Props: Block, Buch oder Treppenstufe

2. DYNAMISCHE LEISTENMOBILISIERUNG

Komme in den Vierfüßlerstand und setze die Hände etwas weiter vor den Schultern auf.

1. Beim Einatmen schiebe den Brustkorb weit nach vorn und lass das Becken sinken, bis du eine Dehnung in den Leisten spürst. Achte darauf, dass der Bauch angespannt ist, um den unteren Rücken zu stabilisieren. Beine und Arme sind gestreckt, der Nacken ist lang.

2. Beim Ausatmen schiebe das Becken in Richtung Fersen, ohne die Hände nach hinten mitzunehmen. Diese Abfolge mindestens 8-mal wiederholen.

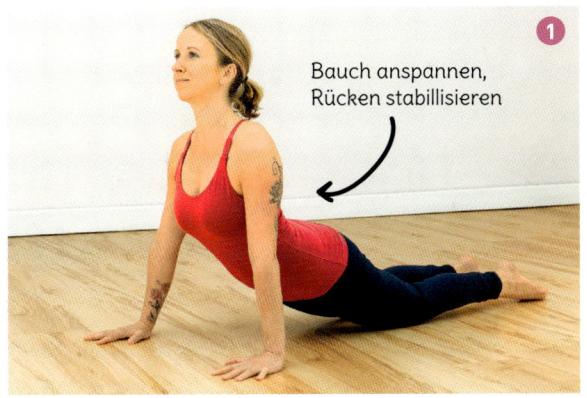

Bauch anspannen, Rücken stabillisieren

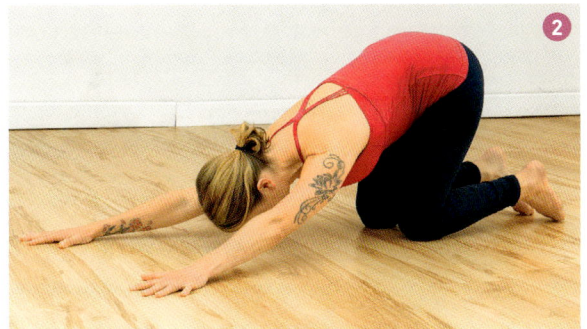

3. GESTÜTZTE RÜCKBEUGE MIT GESTRECKTEN BEINEN

Komme in die Rückenlage und lege eine Decke oder ein Kissen unters Becken. Die Beine sind nach vorn am Boden ausgestreckt.

1. Beim Einatmen aktiviere die Bauchmuskeln und hebe das gestreckte linke Bein ein paar Zentimeter vom Boden ab, bis du eine Spannung in der linken Leiste spürst.

   Beim Ausatmen lege das Bein wieder langsam am Boden ab.

2. Mindestens 8-mal wiederholen, dann die Seite wechseln.

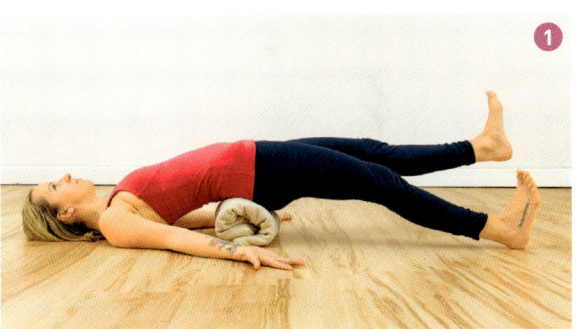

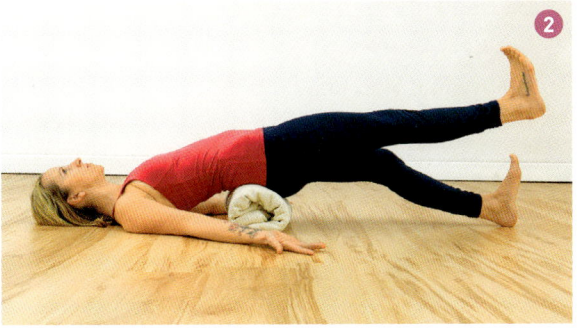

 Props: Decke oder Kissen

RESTLESS-LEGS-SYNDROM

LÖSUNG: GEZIELTE ENTLASTUNG FÜR DIE BEINE UND WECHSELATMUNG

Die Beschwerden der „unruhigen Beine" treten in Ruhephasen auf und äußern sich in einem ungewöhnlichen Bewegungsdrang in den Beinen. Da es sich um Beschwerden handelt, die das Nervensystem betreffen, ist es wichtig, hier direkt anzusetzen. Gezielte Atemübungen und Yogapositionen wirken ganzheitlich und beruhigen die Überaktivität des Systems.

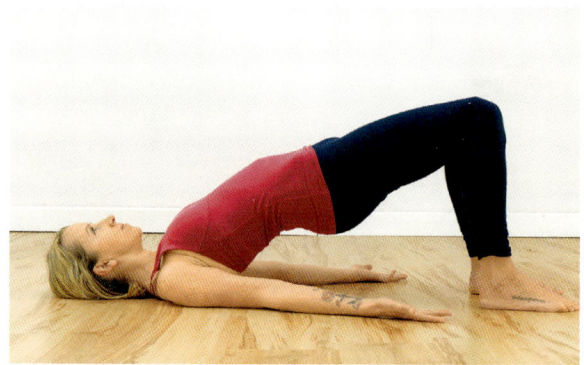

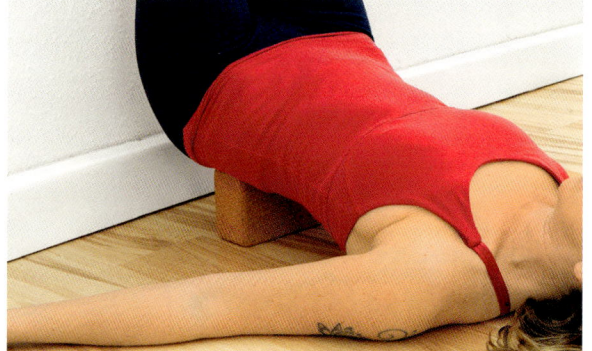

1. SCHULTERBRÜCKE

Lege dich auf den Rücken und stelle die Füße hüftbreit und gerade vor dem Gesäß auf. Fersen und Knie sind in einer Linie. Die Arme liegen seitlich neben dem Oberkörper am Boden.

Drücke Füße und Handrücken fest in den Boden. Der Kopf ist gerade.

Beim Einatmen hebe das Becken, bis du eine Dehnung und Aktivität in den Oberschenkeln spürst. Lege das Becken mit einer langen Ausatmung wieder am Boden ab.

Mindestens 8-mal wiederholen.

2. ERHÖHTE UMKEHRPOSITION

Komme in die Rückenlage und bringe das Becken so nah wie möglich an die Wand. Strecke die Beine nach oben.

Lege außerdem einen Yogablock oder ein Kissen unters Becken, sodass der Oberkörper tiefer als die Hüften liegt. Wenn dies zu intensiv sein sollte, beuge die Knie und stelle die Fußsohlen an die Wand.

Entspanne den ganzen Körper in den Boden und konzentriere dich auf eine ruhige Ausatmung.

Mindestens 2 Minuten halten.

 Props: Block oder Kissen

3. HERABSCHAUENDER HUND MIT GEBEUGTEM BEIN

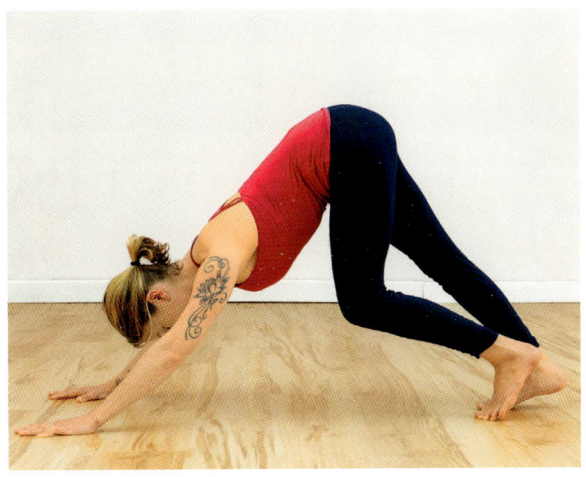

Komme in den Vierfüßlerstand und setze die Hände etwas weiter vor die Schultern. Stelle die Zehen auf, hebe die Knie und schiebe das Becken weit nach oben. Halte die Knie leicht gebeugt und verlängere den unteren Rücken (stell dir ein Hohlkreuz vor).

Beim Einatmen schiebe die rechte Ferse Richtung Boden, bis du eine Dehnung in der rechten Wade und Beinrückseite spürst. Beim Ausatmen beuge wieder beide Knie. Beim nächsten Einatmen schiebe die linke Ferse Richtung Boden, bis du eine Dehnung in der linken Wade und Beinrückseite spürst.

Mindestens 1-2 Minuten in Bewegung bleiben.

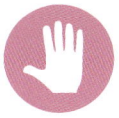 Finde deinen eigenen Rhythmus.

4. WECHSELATMUNG

Komme in einen aufrechten Sitz. Bringe die rechte Hand in folgende Position:

Lege Zeigefinger und Mittelfinger an die Stirn zwischen die Augenbrauen, den Daumen an das rechte Nasenloch, den Ringfinger an das linke. Der Ellenbogen zeigt Richtung Boden. Der Kopf ist gerade.

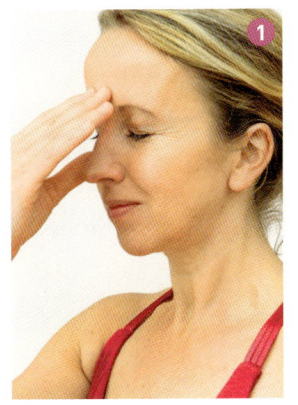 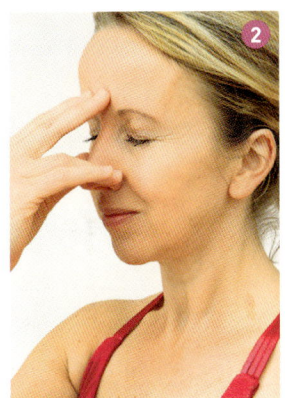

1. Verschließe mit dem Daumen das rechte Nasenloch und atme links ein, verschließe beide Nasenlöcher, heb den Daumen und atme durch das rechte Nasenloch aus.

2. Dann durch das rechte Nasenloch einatmen, beide Nasenlöcher verschließen, den Ringfinger heben und links ausatmen. Das ist eine Atemrunde.

Die Runde 5-mal wiederholen.

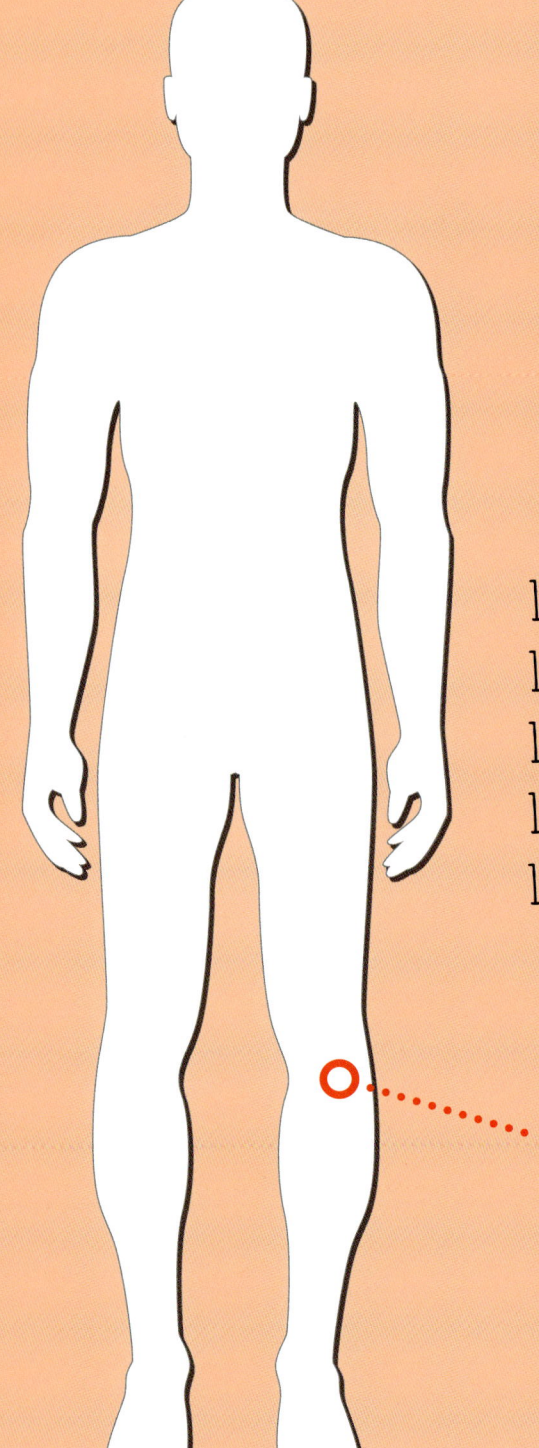

KNIE UND WADE

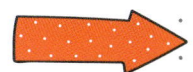 ## Prophylaktische Übung

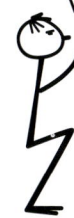

EINATMEN
Knie beugen und Arme
nach oben strecken
in die Stuhlposition

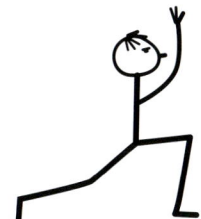

AUSATMEN
Bein nach hinten in den
hohen Ausfallschritt
setzen

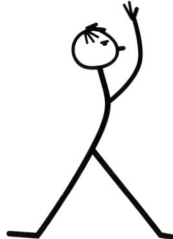

EINATMEN
Beide Beine strecken

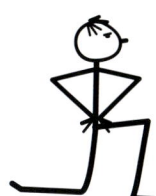

AUSATMEN
Hinteres Knie in Richtung
Boden sinken lassen

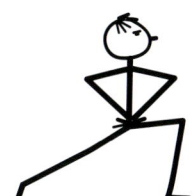

EINATMEN
Hinteres Bein strecken

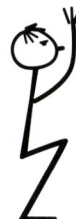

AUSATMEN
Zurück in die
Stuhlposition kommen

Ich bleibe offen und
flexibel für neue
Herausforderungen.

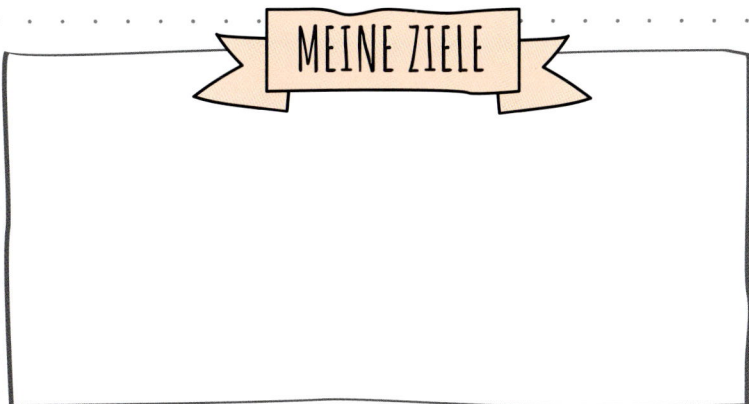

MEINE ZIELE

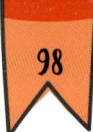
MENISKUSPROBLEMATIK

 ## LÖSUNG: GELENK ENTLASTEN UND STABILISIEREN

Es ist wichtig, die Muskulatur um das Knie zu stärken und zu dehnen, damit der Druck der aufeinandertreffenden Knochen minimiert wird. Gezielte Bewegungen und Dehnungen nähren den Knorpel und unterstützen den Heilungsprozess. In der akuten Phase ist es jedoch notwendig, zunächst die Schwellung zu reduzieren und anschließend an Stabilität und Mobilisierung zu arbeiten.

1. HOHER AUSFALLSCHRITT MIT BEINSTRECKUNG

Komme in einen aufrechten Stand und stelle die Füße hüftbreit nebeneinander.

1. Setze den rechten Fuß einen großen Schritt nach vorn.

2. Beuge das vordere Knie in einem 90-Grad-Winkel und hebe die hintere Ferse. Die Hände liegen locker am Becken.

   Beim Einatmen strecke das vordere Knie. Beim Ausatmen beuge das Knie wieder.

   Mindestens 8-mal wiederholen, dann die Seite wechseln.

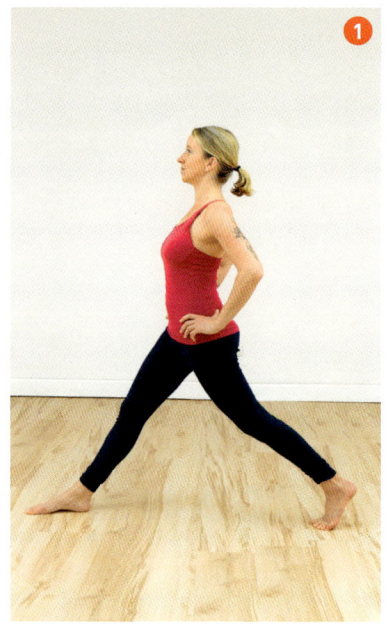

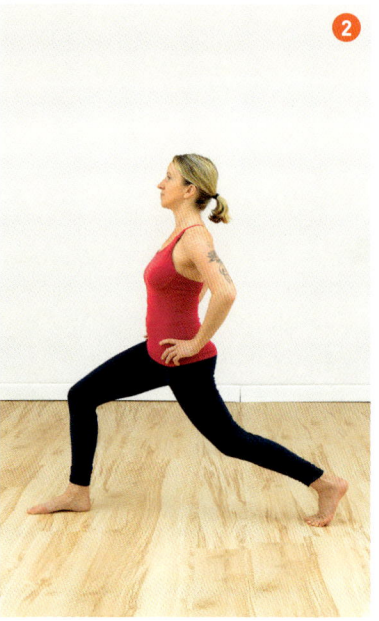

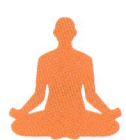

Eine weitere hilfreiche Übung findest du auf Seite 108 „Fußflexion und -extension mit Gurt".

2. KNIESTRECKUNG IN BAUCHLAGE

1. Komme in die Bauchlage und lege eine gerollte Decke unter die Schienbeine. Die Hände liegen entspannt unter der Stirn.

2. Beim Einatmen aktiviere die Beine, indem du die Beine durchstreckst und die Knie vom Boden anhebst. Beim Ausatmen lege die Knie langsam wieder ab.

Mindestens 10-mal wiederholen.

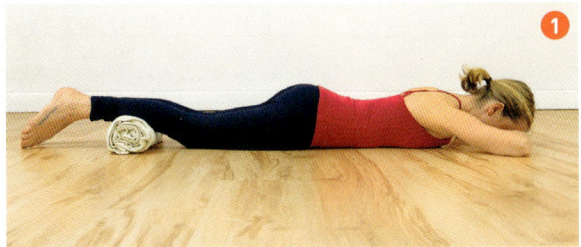

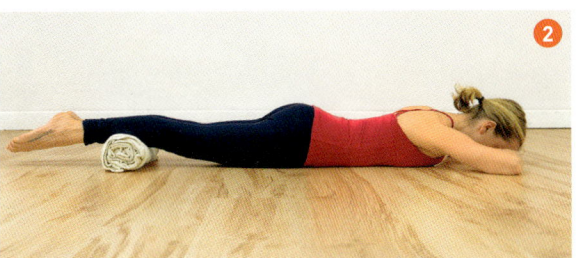

 Props: Handtuch, Kissen

3. SCHULTERBRÜCKE MIT KO-KONTRAKTION

Komme in die Rückenlage und stelle die Füße hüftbreit und gerade vor dem Becken auf. Fersen und Knie sind in einer Linie, die Arme liegen seitlich neben dem Körper. Die Handflächen zeigen nach oben, der Kopf ist gerade.

Drücke Füße und Handrücken fest in den Boden. Beim Einatmen hebe das Becken – schiebe dabei weiterhin die Füße und Arme in den Boden.

Bleibe für einige Atemzüge hier und beginne dann mit die Ko-Kontraktion: Stell dir vor, dass du den Boden unter den Füßen in verschiedene Richtungen schiebst. Diese Muskelaktivität solltest du bis in Knie und Beine spüren.

1. **Variante:** Füße in Gedanken zueinanderziehen
2. **Variante:** Füße in Gedanken voneinander wegschieben
3. **Variante:** Füße diagonal abwechselnd voneinander wegschieben.

Je Variante mindestens 5 Atemzüge halten.

Zwischen den verschiedenen Varianten bei Bedarf das Becken ablegen.

Ko-Kontraktion:
Aktivität in einem Gelenk, die dazu führt, dass das Nachbargelenk gestärkt wird.

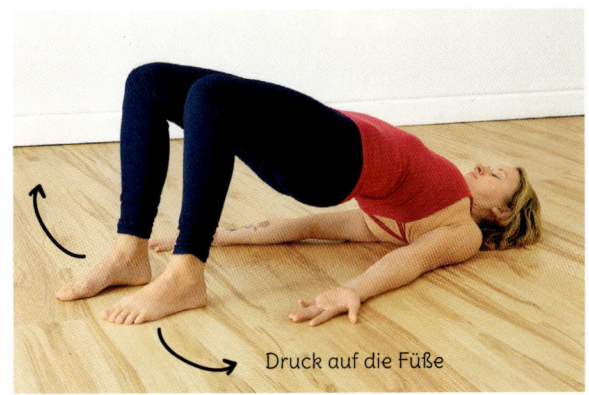

Druck auf die Füße

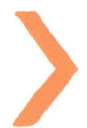
KNIEARTHROSE

LÖSUNG: KNIE BEWEGEN & UMLIEGENDE MUSKULATUR STÄRKEN UND DEHNEN

Bei Arthrose ist es wichtig, in Bewegung zu bleiben. Dadurch wird der Knorpel genährt und das Kniegelenk stabilisiert. Die Dehnungen entlasten das Knie.

Unsere Übungen kräftigen die Muskulatur um das Knie und dehnen die Beinrück- und Vorderseite, um den Druck der aufeinandertreffenden Knochen zu minimieren.

1. HOHER AUSFALLSCHRITT MIT RÜCKBEUGE

Komme in einen aufrechten Stand und stelle die Füße hüftbreit nebeneinander.

Setze den linken Fuß einen großen Schritt nach vorn.

Beuge beide Knie und hebe die hintere rechte Ferse an, das rechte Knie sinkt Richtung Boden. Das linke Knie ist über der linken Ferse ausgerichtet. Das Becken zeigt gerade nach vorn und die Hände liegen locker am Becken.

Spanne die Bauchmuskeln etwas an, damit der untere Rücken stabil ist. Lehne dich nun langsam nach hinten, bis du eine Dehnung im rechten Oberschenkel spürst.

Mit jeder Einatmung vertiefe die Rückbeuge und lehne den Oberkörper weiter nach hinten. Beim Ausatmen sinkt das rechte Knie etwas tiefer Richtung Boden, um die Dehnung zu vertiefen.

Mindestens 8 Atemzüge verweilen, dann die Seite wechseln.

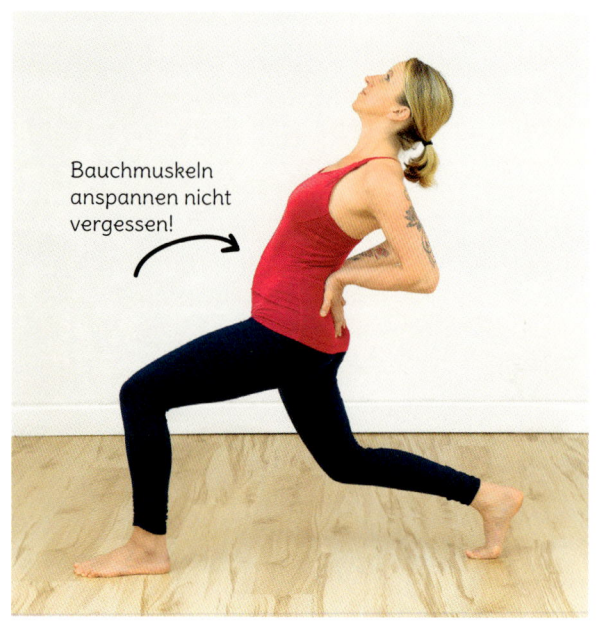

Bauchmuskeln anspannen nicht vergessen!

 Falls dir die Balance anfangs noch schwerfällt, stütze dich an einer Wand ab.

2. STUHLPOSITION MIT ANGEHOBENEN ZEHEN UND FERSEN

Komme in einen aufrechten Stand und stelle die Füße hüftbreit nebeneinander. Die Fersen sollten nicht nach innen drehen.

1. Schiebe das Becken nach hinten, als ob du dich auf einen Stuhl setzen würdest. Die Knie sind gebeugt und in einer Linie über den Fußspitzen. Der Rücken bleibt gerade und die Hände liegen locker am Becken.

2. Beim Einatmen hebe die Fersen und komm auf die Zehenspitzen. Beim Ausatmen rolle langsam auf die Fersen und hebe die Zehen nach oben.

Mindestens 12-mal in beiden Positionen wiederholen.

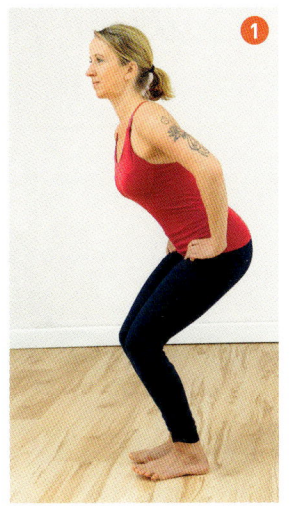 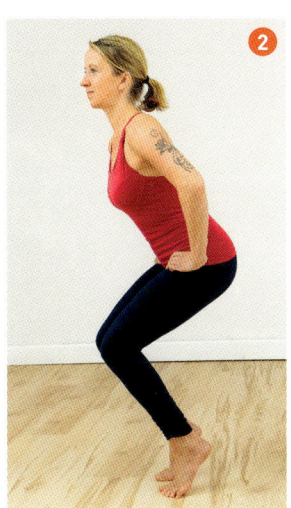

3. KNIEMOBILISIERUNG IM STEHEN

Stelle dich aufrecht hin.

1. Verlagere das Gewicht auf das linke Bein und hebe beim Einatmen das rechte Bein.

2. Strecke es kraftvoll nach vorn und ziehe die Zehen zum Schienbein. Beim Ausatmen beuge das Knie.

Mindestens 8-mal wiederholen, dann die Seite wechseln.

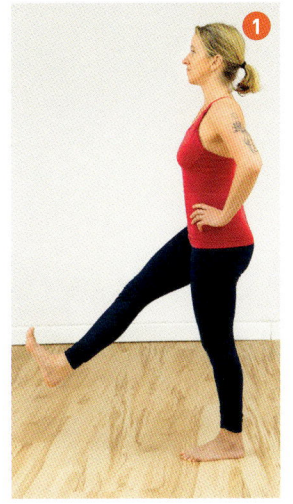 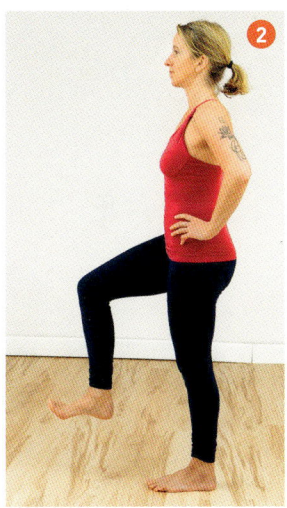

Achte darauf, dass der Rücken gerade und der Bauch leicht aktiviert ist.

Wenn du am Anfang Probleme mit der Balance hast, dann halte dich an einem Stuhl fest.

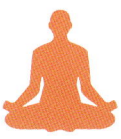

Eine weitere hilfreiche Übung findest du auf Seite 95: „Herabschauender Hund mit gebeugtem Bein".

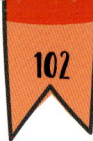

LÄUFERKNIE

LÖSUNG: KRÄFTIGUNG UND DEHNUNG DER HÜFTMUSKULATUR

Unter diesen Beschwerden leiden in erster Linie Läufer, die über Schmerzen an der Außenseite des Kniegelenks klagen. Tatsächlich liegt die Ursache aber weiter oben an Oberschenkel und Hüften. Eine schwache Becken- und Rumpfmuskulatur sowie verkürzte Muskeln in Hüfte und Oberschenkel verstärken den Zug auf die Sehnenplatte und somit die Reibung am Kniegelenk. Mit diesen Übungen entlastet du das Knie und stärkst Rumpf und Becken.

1. BEINDEHNUNG MIT GURT

Lege dich auf den Rücken und beuge das linke Bein so weit, dass du einen Gurt oder ein Handtuch um die linke Fußsohle legen kannst.

Strecke nun das linke Bein mit dem Gurt nach oben aus. Drehe die linke Fußaußenkante so weit wie möglich nach oben und bewege das linke Bein etwas weiter nach innen.

Achte darauf, dass das Bein in Höhe des Beckens bleibt und du nicht ausweichst.

Du solltest eine intensive Dehnung in der gesamten Beinaußenseite inklusive des äußeren Fußgelenks spüren. Mit jeder Einatmung strecke das Bein etwas mehr, beim Ausatmen vertiefe die Dehnung.

Mindestens 10 Atemzüge halten, dann die Seite wechseln.

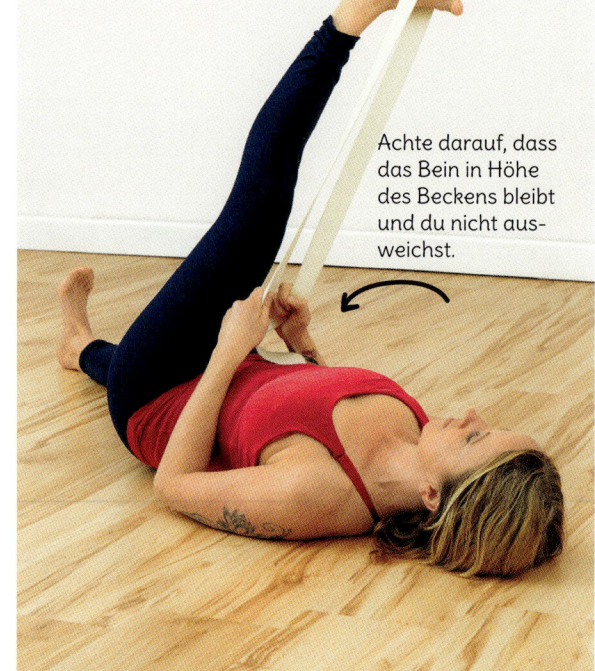

Achte darauf, dass das Bein in Höhe des Beckens bleibt und du nicht ausweichst.

Prop: Gurt

2. HALBMOND AN DER WAND

Stelle dich mit der rechten Körperseite nah an eine Wand. Das rechte Bein ist gestreckt und die Fußaußenkante zeigt parallel zur Wand. Hebe das linke Bein und drehe die Zehen nach außen, sodass sich die Hüfte nach außen öffnet.

Lehne dich mit Rücken, Armen und Hinterkopf an die Wand. Führe nun das linke Bein an die Wand und strecke den ganzen Körper in verschiedene Richtungen aus. Halte eine leichte Bauchspannung, sodass der untere Rücken stabil bleibt.

Du solltest eine Dehnung in der rechten Beininnenseite und eine kraftvolle Anstrengung in der linken Gesäßhälfte spüren.

Mindestens 8 Atemzüge verweilen, dann die Seite wechseln.

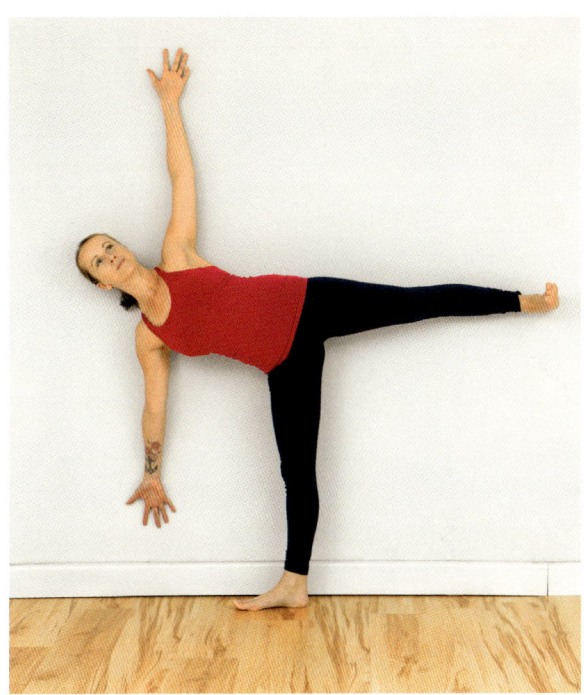

3. BEINHEBEN IN SEITLAGE

1. Lege dich auf die linke Seite, sodass dein Körper eine gerade Linie bildet. Die Beine sind gestreckt und der Kopf liegt auf dem nach vorn gestreckten linken Arm.

2. Hebe beim Einatmen das obere rechte Bein langsam an, bis du die Muskeln in Oberschenkel und Gesäß spürst. Das untere linke Bein, die rechte Hand und die Rumpfmuskulatur stabilisieren die Position.

Beim Ausatmen senke das Bein.

Mindestens 8-mal wiederholen, dann die Seite wechseln.

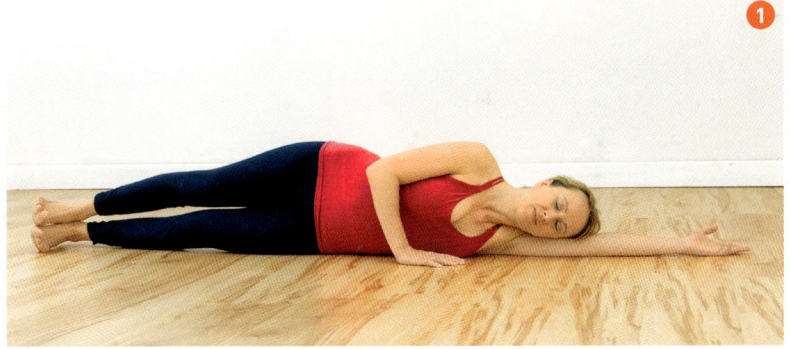

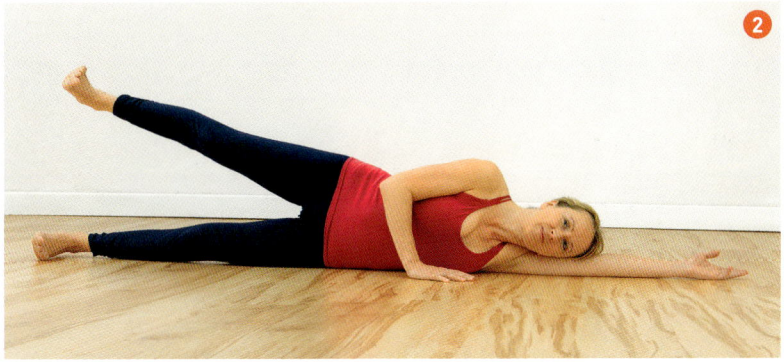

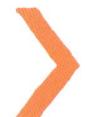

BAKERZYSTE

LÖSUNG: BEINRÜCKSEITE DEHNEN

Die Bakerzyste ist meistens nur ein Symptom und deutet darauf hin, dass das Knie verletzt oder überlastet ist. Dennoch ist wichtig, die Bakerzyste zu behandeln, damit diese abschwillt und wieder in ihre Position rückt. Das können diese Übungen für dich bewirken.

1. ASYMMETRISCHE VORBEUGE AN DER WAND

Stell dich in einer Schrittlänge Abstand vor eine Wand. Setze die rechte Ferse so nah wie möglich vor die Wand, sodass der rechte Fußballen gegen die Wand drückt. Der hintere Fuß bleibt flach am Boden.

Beuge den Oberkörper nun sanft nach vorn, sodass Unterarme und Stirn (wenn möglich) an der Wand lehnen. Achte darauf, dass der untere Rücken lang bleibt (stell dir ein Hohlkreuz vor) und das Becken möglichst gerade ist.

Mindestens 10 Atemzüge halten, dann die Seite wechseln.

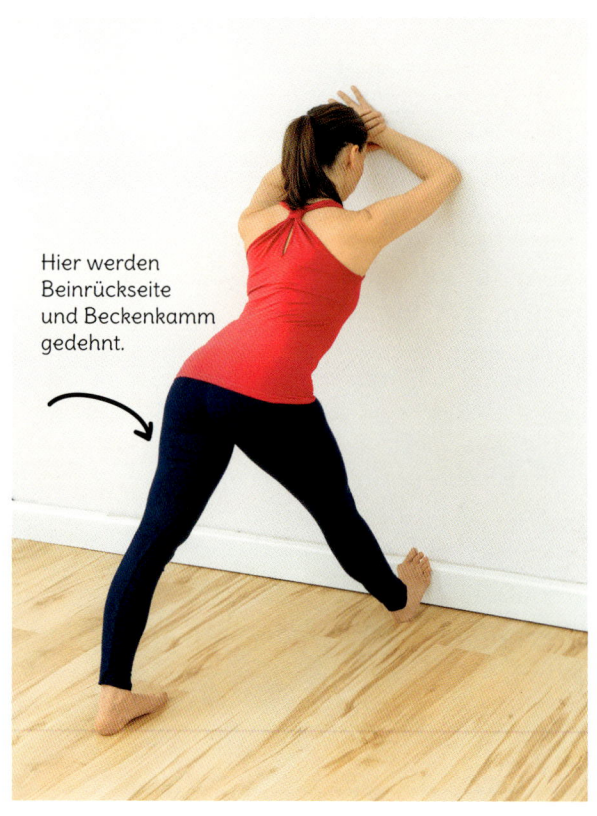

Hier werden Beinrückseite und Beckenkamm gedehnt.

 Hier werden Beinrückseite und Beckenkamm gedehnt.

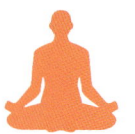 Eine weitere hilfreiche Übung findest du auf Seite 94: „Erhöhte Umkehrposition".

2. BEINSTRECKUNG MIT ERHÖHUNG

1. Komme auf dem Boden in einen aufrechten Sitz und strecke beide Beine nach vorn aus. Lege einen Block oder Decke unter das verletzte Knie. Setze die Hände hinter dem Rücken auf den Boden, sodass der Rücken gerade ist.

2. Zieh dich in die Länge. Beim Ausatmen strecke das verletzte Knie nach vorn aus – Schienbein und Fuß sollten angehoben sein. Beim Einatmen beuge das Knie wieder.

Mindestens 12-mal wiederholen, bei Bedarf die Seite wechseln.

 Props: Block oder Decke

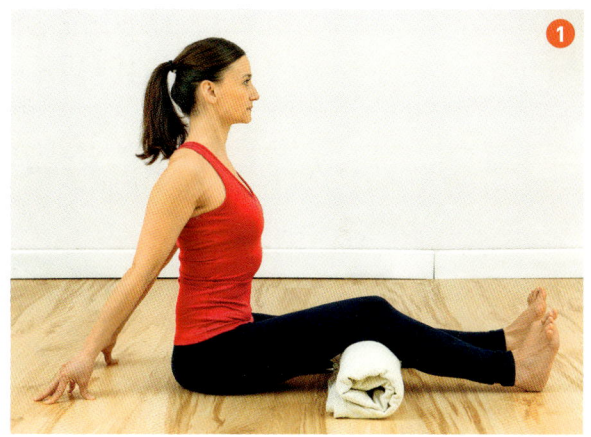

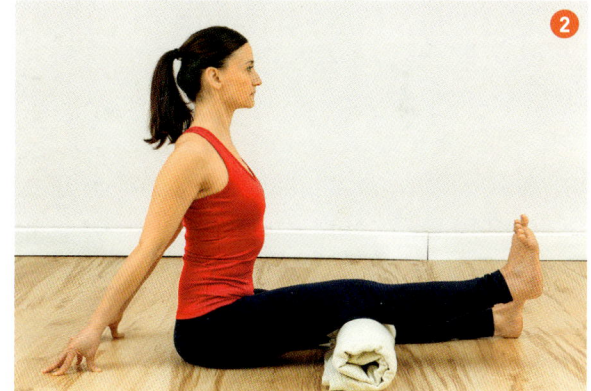

3. VORBEUGE IM SITZEN MIT GURT

Komme auf dem Boden in einen aufrechten Sitz und strecke beide Beine nach vorn aus. Lege einen Gurt oder ein Handtuch um die linke Fußsohle.

Zieh beide Fußspitzen zu dir ran, und verstärke gleichzeitig mithilfe des Gurts den Zug um die linke Fußsohle.

Beuge dich leicht nach vorn, um die Dehnung in der linken Wade und in der Beinrückseite zu spüren. Mindestens 10 Atemzüge halten, bei Bedarf die Seite wechseln.

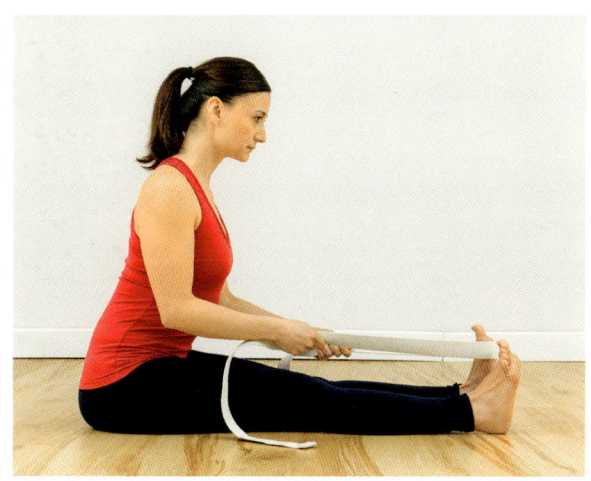

 Prop: Gurt

KRAMPFADERN

LÖSUNG: BEINE DURCHBLUTEN

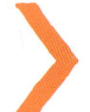

Krampfadern sind meistens unbedenklich – wenn auch sehr unangenehm.
Mit den richtigen Übungen kann ihre Ausbreitung verhindert werden, sodass sich
keine weiteren Krampfadern mehr bilden. Diese Übungen sorgen dafür, dass der Rückfluss des
Bluts aus den Venen gefördert wird, und sie kräftigen Venen und Muskulatur.

1. EINBEINIGES FAHRRADFAHREN IM LIEGEN

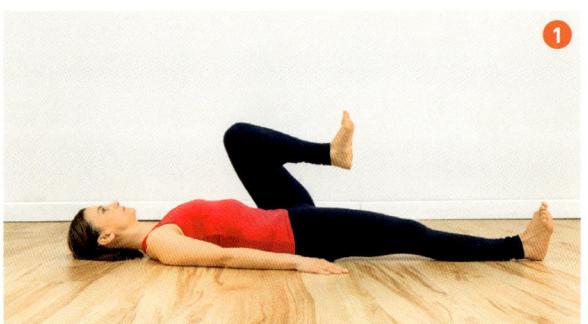

1. Lege dich auf den Rücken, beuge das linke
   Knie und zieh es Richtung Brustkorb. Das
   rechte Bein bleibt gestreckt und aktiv.

2. Beginne nun, mit dem linken Bein in der Luft
   Fahrrad zu fahren und strecke dabei das
   Kniegelenk so gut wie möglich.

   Mindestens 1 Minute langsam üben, dann
   das Bein wechseln.

2. UMKEHRPOSITION MIT ERHÖHUNG

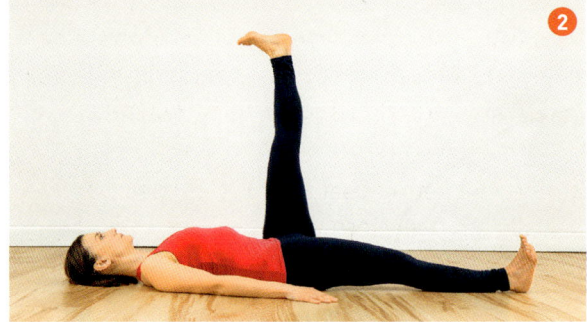

Komme in die Rückenlage und bringe das
Becken so nah wie möglich an die Wand.
Strecke die Beine nach oben.

Lege außerdem einen Yogablock oder ein
Kissen unters Becken, sodass der Oberkörper tiefer als die Hüften liegt. Wenn
dies zu intensiv sein sollte, beuge die Knie
und stell die Fußsohlen an die Wand.

Entspanne den ganzen Körper in den Boden
und konzentriere dich auf eine ruhige
Ausatmung.

Mindestens 2 Minuten halten.

 Props: Block oder Kissen

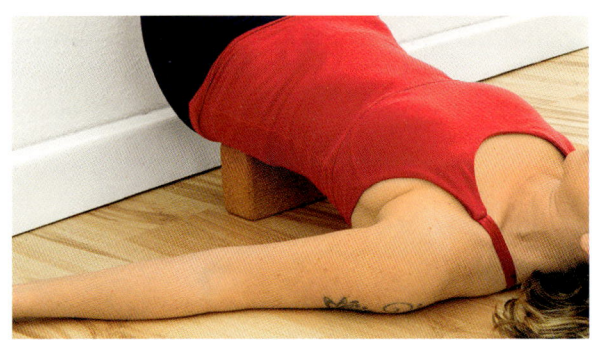

3. STUHLPOSITION MIT FUSSVARIANTEN

1. Komme in einen aufrechten Stand und stelle die Füße hüftbreit nebeneinander. Beuge die Knie und schiebe das Becken nach hinten, als würdest du dich auf einen Stuhl setzen. Achte darauf, dass der Rücken gerade bleibt.

2. Spiele nun mit der Gewichtsverlagerung auf den Fußsohlen. Verlagere das Gewicht auf die Fersen (1), auf die Fußballen (2a) und die Außenkanten (2b) und Innenkanten (2c) der Füße.

   Dadurch wird die gesamte Wadenmuskulatur durchblutet.

   Mindestens 2 Minuten üben.

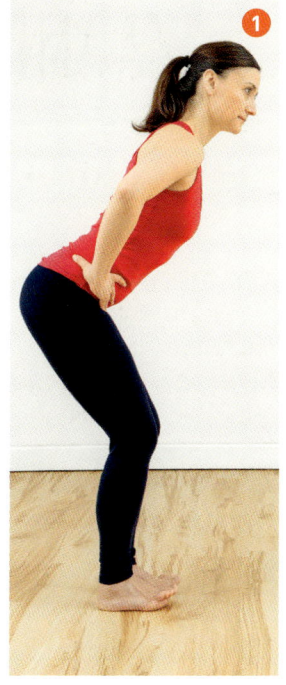
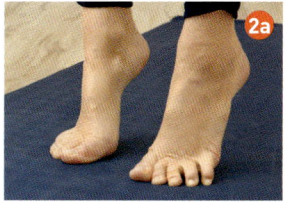
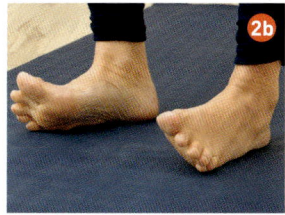
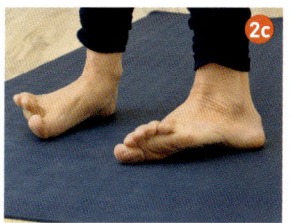

4. DYNAMISCHES BEINSTRECKEN IM SITZEN

1. Komme auf dem Boden in einen aufrechten Sitz und strecke beide Beine nach vorn aus. Beuge das rechte Knie und verschränke die Finger unter dem rechten Oberschenkel ineinander. Zieh dich in die Länge.

2. Strecke beim Ausatmen das Bein so weit wie möglich nach vorn und oben aus. Beim Einatmen beuge es wieder.

   8-mal wiederholen, dann die Seite wechseln.

 Der Rücken sollte möglichst gerade sein.

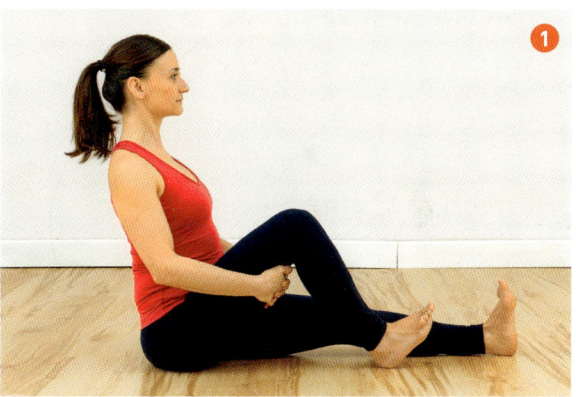
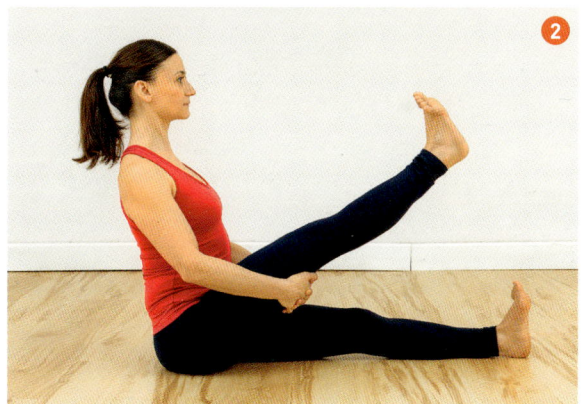

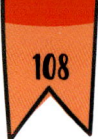

WADENKRÄMPFE

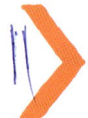

LÖSUNG: WADENMUSKULATUR DEHNEN UND LOCKERN

Wadenkrämpfe können verschiedene Ursachen haben: zu viel Sitzen, verkürzte Wadenmuskeln sowie Überforderung der Muskulatur. Krämpfe entladen Spannung in den Muskeln und können durch Dehnungen aufgelöst werden. Die Übungen wirken gezielt auf die Wadenmuskulatur und regen die Durchblutung an. Durch regelmäßiges Üben können Krämpfe so vorbeugend abgemildert oder verhindert werden.

1. FUSSFLEXION UND -EXTENSION MIT GURT

Lege dich auf den Rücken und beuge das rechte Bein so weit, dass du einen Gurt oder ein Handtuch um die rechte Fußsohle legen kannst.

1. Strecke nun das rechte Bein mit dem Gurt nach oben aus, bis du eine Dehnung in der rechten Beinrückseite spürst.

2. Beim Einatmen ziehe die Zehen zu dir heran, beim Ausatmen strecke die Fußspitze Richtung Decke.

   Mindestens 10 Atemzüge üben, dann das Bein wechseln.

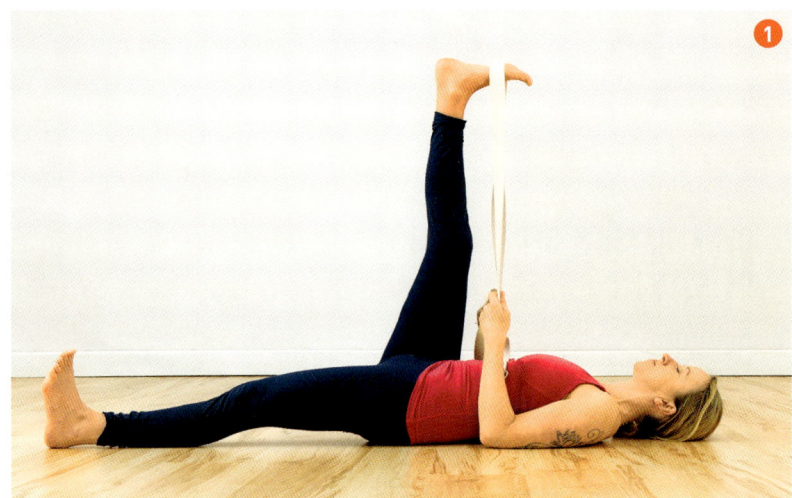

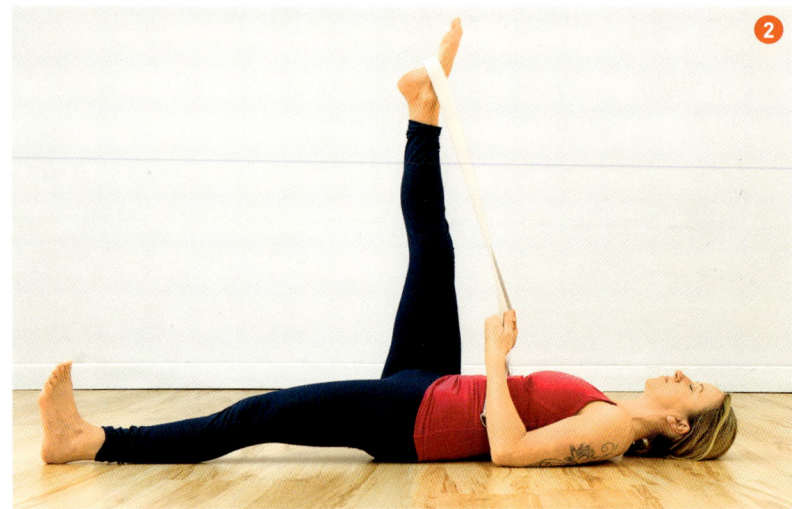

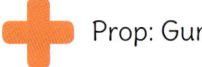 Prop: Gurt

2. HERABSCHAUENDER HUND MIT GEBEUGTEM BEIN

Komme in den Vierfüßlerstand und setze die Hände etwas weiter vor die Schultern. Stelle die Zehen auf, hebe die Knie und schiebe das Becken weit nach oben. Halte die Knie leicht gebeugt und verlängere den unteren Rücken (stell dir ein Hohlkreuz vor).

Beim Einatmen schiebe die rechte Ferse Richtung Boden, bis du eine Dehnung in der rechten Wade und Beinrückseite spürst. Beim Ausatmen beuge wieder beide Knie. Beim nächsten Einatmen schiebe die linke Ferse Richtung Boden, bis du eine Dehnung in der linken Wade und Beinrückseite spürst.

Mindestens 1–2 Minuten in Bewegung bleiben.

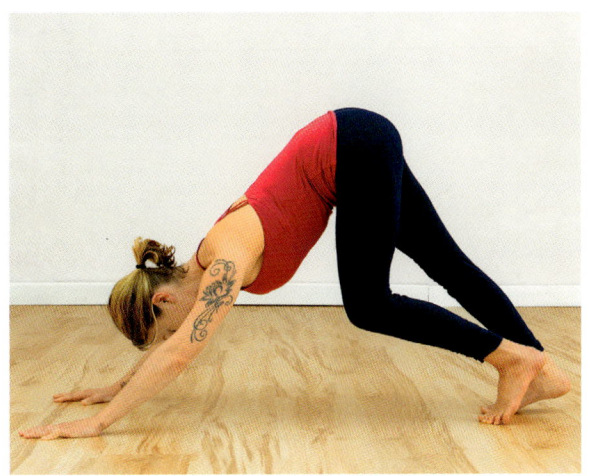

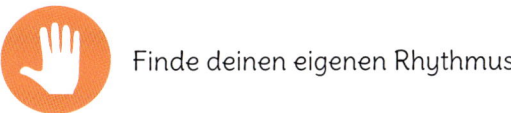 Finde deinen eigenen Rhythmus.

3. KRIEGER I AN DER WAND

Stelle dich in einer Armlänge Abstand vor die Wand, lege die Hände auf und strecke die Arme. Setze den linken Fuß einen Schritt nach hinten, dabei zeigen beide Fußspitzen nach vorn und die Fersen drücken fest in den Boden.

Beuge das rechte Knie und drücke die Hände fest gegen die Wand. Der Rücken ist gerade und hat eine leichte Innenwölbung im unteren Rücken (stell dir ein leichtes Hohlkreuz vor). Du solltest eine Dehnung in der linken Wade spüren.

Mindestens 8 Atemzüge halten, dann die Seite wechseln.

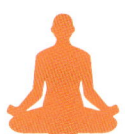 Eine weitere hilfreiche Übung findest du auf Seite 105: „Vorbeuge im Sitzen mit Gurt".

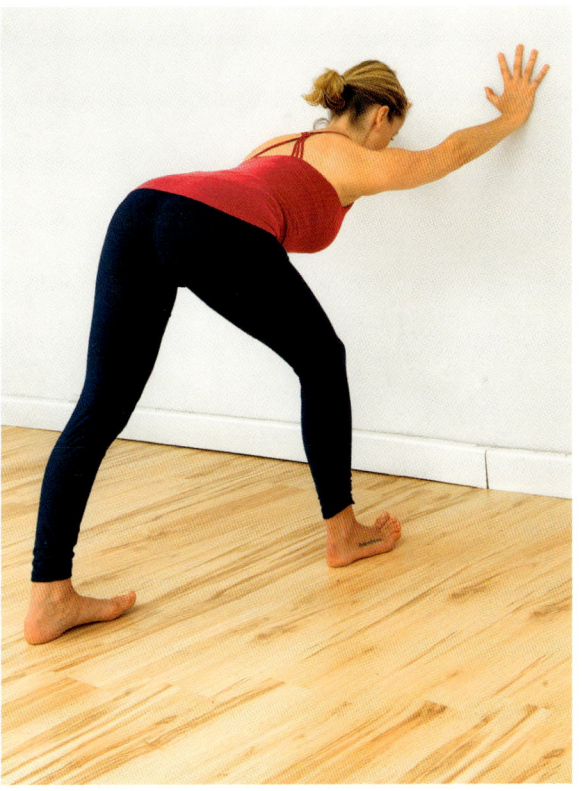

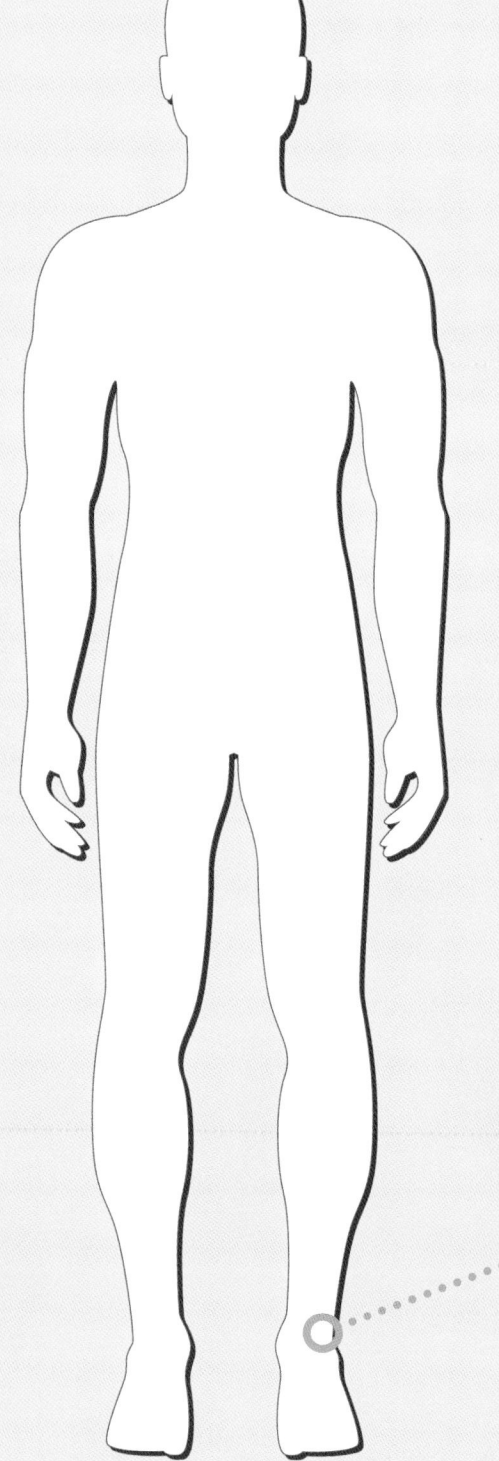

FUSSGELENKE UND ZEHEN

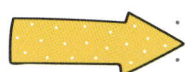

Prophylaktische Übung

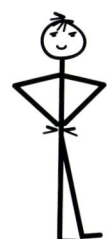

BERGPOSITION
Bewusst ein- und ausatmen, Gewicht gleichmäßig auf die Füße verteilen

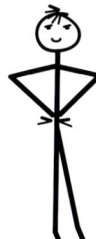

EINATMEN
Auf die Zehen-spitzen kommen

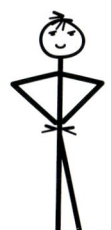

AUSATMEN
Langsam auf die Fußsohlen zurück-kommen

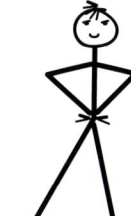

EINATMEN
Ein Bein nach hinten strecken und Fußspann auflegen

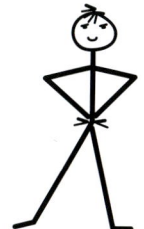

AUSATMEN
Position halten und sanften Druck auf Spann ausüben

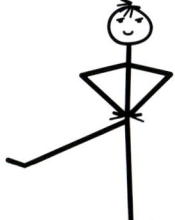

EINATMEN
Bein heben

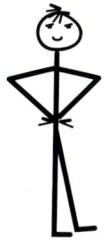

EINATMEN
Bein nach vorn führen

AUSATMEN
In der Bergposition

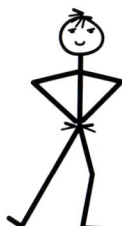

EINATMEN
Ferse nach vorn setzen, Standbein beugen und wie in der Stuhlposition Becken nach hinten schieben

Beim Einatmen dehne ich mich aus und beim Ausatmen erde ich mich.

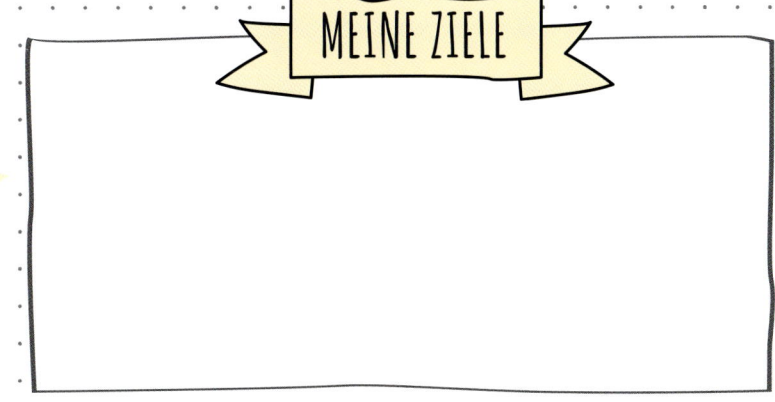

MEINE ZIELE

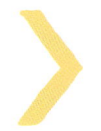

ACHILLESSEHNENSCHMERZEN

LÖSUNG: WADE SANFT DEHNEN UND FUSSGEWÖLBE AUFRICHTEN

Die Achillessehne ist die stärkste Sehne des Körpers und verbindet die Wadenmuskeln mit der Ferse. Über- und Fehlbelastungen, Fußfehlstellungen sowie eine zu schwache Fußmuskulatur können bewirken, dass Waden- und Fußmuskulatur sich verspannt und verkürzt. Dadurch kann es zu einer Reizung der Achillessehne kommen. Die Übungen regen die Durchblutung an, fördern die Regeneration und stabilisieren nachhaltig die Achillessehne.

1. BERGHALTUNG AUF ZEHENSPITZEN

Komme in einen aufrechten Stand und stelle die Füße hüftbreit nebeneinander. Bringe die Hände in Gebetsposition vor dem Brustkorb zusammen.

1. Hebe beim Einatmen beide Fersen vom Boden ab.

2. Beim Ausatmen beugst du das linke Knie und senkst die rechte Ferse zum Boden. Dann wechsle die Seite.

   Jede Seite mindestens 10-mal üben.

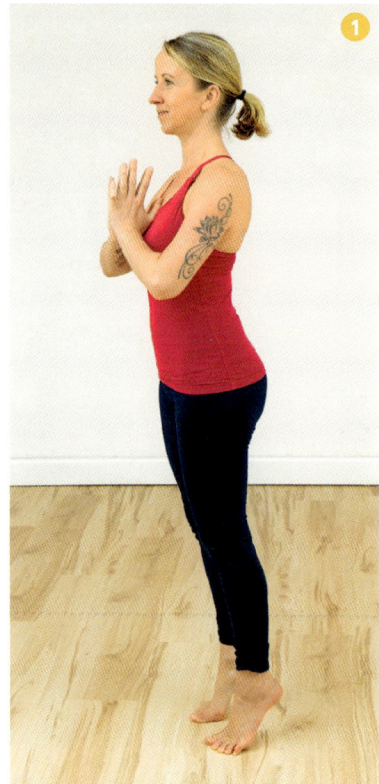

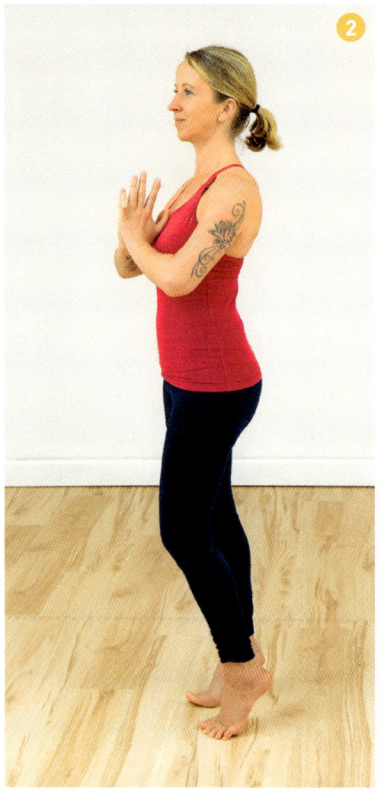

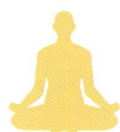

Eine weitere hilfreiche Übung findest du auf Seite 109: „Krieger I an der Wand".

2. STUHLPOSITION MIT ANGEHOBENEN ZEHEN

Komme in einen aufrechten Stand und stelle die Füße hüftbreit nebeneinander. Beuge die Knie und schiebe das Becken nach hinten, als würdest du dich auf einen Stuhl setzen. Achte darauf, dass der Rücken gerade bleibt und die Fersen nicht nach innen drehen. Die Hände liegen locker am Becken.

Beim Einatmen hebe die Zehen vom Boden ab, sodass sich das Fußgewölbe aufrichtet. Beim Ausatmen lege die Zehen wieder langsam am Boden ab, ohne dass das Fußgewölbe nach innen abknickt.

Mindestens 12-mal wiederholen.

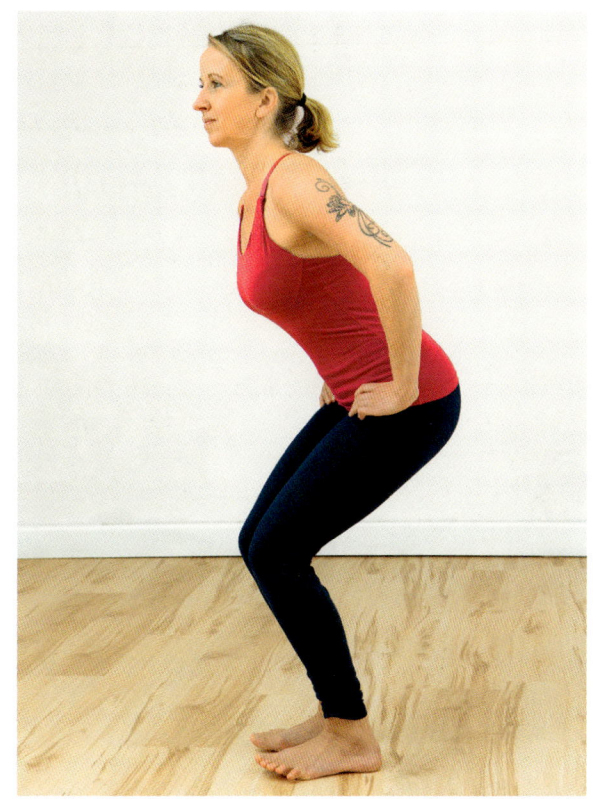

 Nebenbei beim Zähneputzen üben.

3. HERABSCHAUENDER HUND MIT GEBEUGTEM BEIN UND DECKE

Komme in den Vierfüßlerstand und setze die Hände etwas weiter vor die Schultern. Stelle die Zehen auf und lege dir eine Decke unter die Fersen. Hebe die Knie und schiebe das Becken weit nach oben. Halte die Knie leicht gebeugt und verlängere den unteren Rücken (stell dir ein Hohlkreuz vor).

Beim Einatmen schiebe die linke Ferse Richtung Boden, bis du eine Dehnung in der linken Wade und Beinrückseite spürst. Beim Ausatmen beuge wieder beide Knie. Beim nächsten Einatmen schiebe die rechte Ferse Richtung Boden, bis du eine Dehnung in der rechten Wade und Beinrückseite spürst.

Mindestens 1–2 Minuten in Bewegung bleiben.

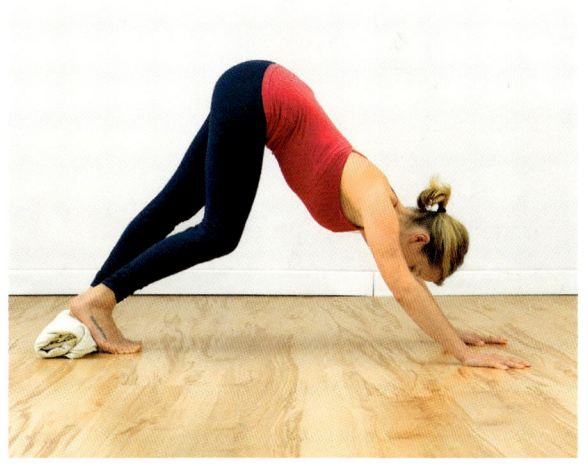

 Finde deinen eigenen Rhythmus.

FUSSGELENKBÄNDER

LÖSUNG: DIE UMLIEGENDE MUSKULATUR STÄRKEN

Bei dieser Beschwerde ist es ratsam, die Muskulatur von Beinen und Füßen zu stärken. Balance-übungen sind sehr effektiv, besonders, wenn sie asymmetrisch geübt werden. Außerdem ist es wichtig, die maximale Bewegungsmöglichkeiten des Fußes zu nutzen und vielfältig zu trainieren. Auf diese Weise bleibt der Fuß beweglich aber trotzdem stabil.

1. BEIN HEBEN UND KREUZEN IM STEHEN

1. Stelle dich mit dem linken Bein aufrecht auf einen Yogablock. Verlagere dein Gewicht auf das linke Bein und hebe beim Einatmen das rechte Bein zur Seite.

2. Beim Ausatmen kreuze das rechte Bein über das linke, ohne dabei den Fuß abzusetzen.

   Mindestens 8-mal üben, dann die Seite wechseln.

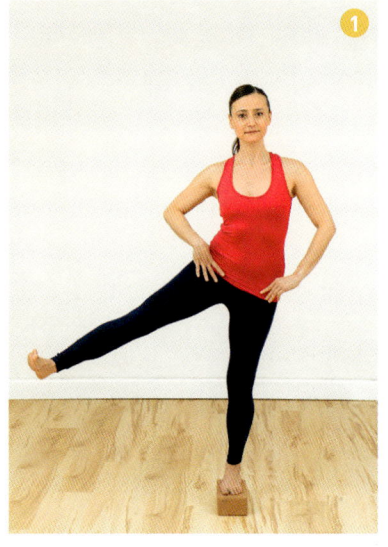 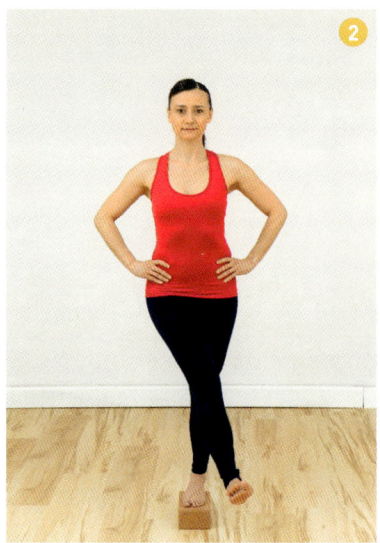

2. ASYMMETRISCHE VORBEUGE AN DER WAND

Stell dich in einer Schritt-länge Abstand vor eine Wand. Setze die rechte Ferse so nah wie möglich vor die Wand, sodass der rechte Fußballen gegen die Wand drückt. Der hintere Fuß bleibt flach am Boden.

Beuge den Oberkörper nun sanft nach vorn, sodass

Unterarme und Stirn (wenn möglich) an der Wand leh-nen. Achte darauf, dass der untere Rücken lang bleibt (stell dir ein Hohlkreuz vor) und das Becken möglichst gerade ist.

Mindestens 10 Atemzüge halten, dann wechsle die Seite.

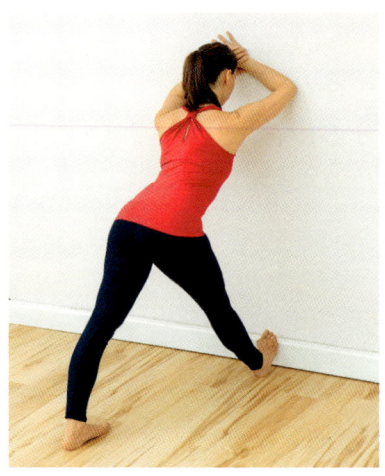

3. STUHLPOSITION MIT FUSSVARIANTEN

Komme in einen aufrechten Stand und stelle die Füße hüftbreit nebeneinander.

1. Beuge die Knie und schiebe das Becken nach hinten, als würdest du dich auf einen Stuhl setzen. Achte darauf, dass der Rücken gerade bleibt.

2. Spiele nun mit der Gewichtsverlagerung auf den Fußsohlen. Verlagere das Gewicht auf die Fersen (1), auf die Fußballen (2a) und die Außenkanten (2b) und Innenkanten (2c) der Füße. Dadurch wird die gesamte Wadenmuskulatur durchblutet.

Mindestens 2 Minuten üben.

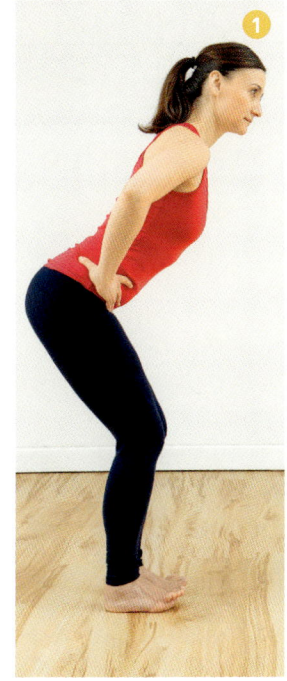
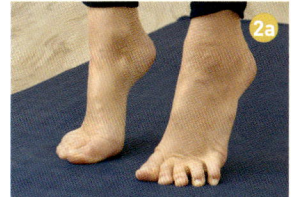
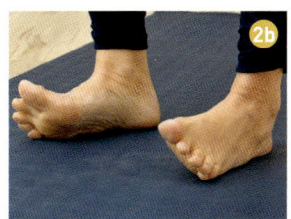
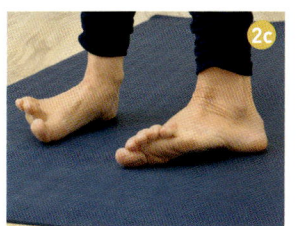

4. BERGHALTUNG AUF ZEHENSPITZEN

1. Komme in einen aufrechten Stand und stelle die Füße hüftbreit nebeneinander. Bringe die Hände in Gebetsposition vor dem Brustkorb zusammen.

2. Hebe beim Einatmen beide Fersen vom Boden ab, beim Ausatmen und in weiteren 8 Atemzügen verweile hier. Falls du das Gleichgewicht verlierst, bringe die Fersen wieder zum Boden und komm erneut auf die Zehenspitzen.

Die Balance zu halten ist nicht das wichtigste, hier geht es vielmehr um die Stärkung der Fußmuskulatur in Beinen und Füßen. Alternativ stütze dich an der Wand ab.

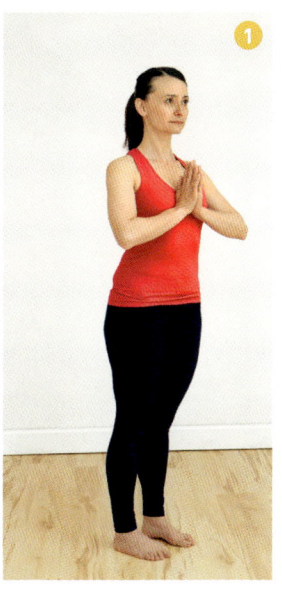
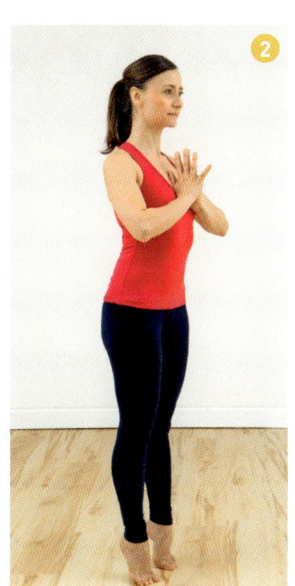

FERSENSPORN

LÖSUNG: FUSS ZUERST ENTLASTEN, DANN AN STABILITÄT UND KRAFT GEWINNEN

Probleme im Fuß treten dann auf, wenn wir die Fußmuskulatur zu wenig trainieren und das Fußgewölbe sich senkt. Auch durch eine höhere Belastung bei sportlichen Aktivitäten können wir die Füße überfordern, sodass sich die Ferse entzündet. Mit den Übungen kannst du in der akuten Phase den Fuß entlasten und die Fußmuskulatur trainieren.

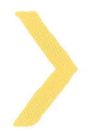 **AKUTE PHASE**

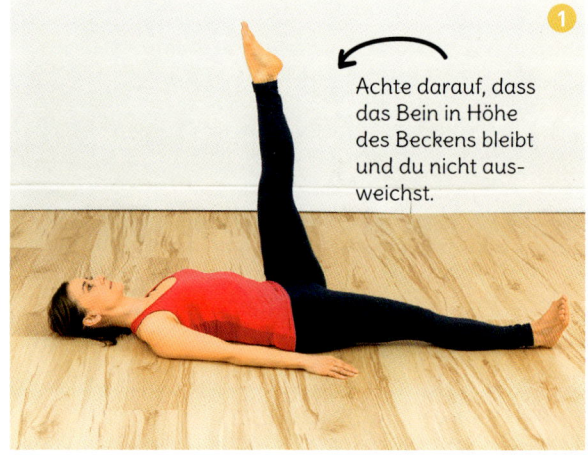

Achte darauf, dass das Bein in Höhe des Beckens bleibt und du nicht ausweichst.

1. FUSSFLEXION UND -EXTENSION

Lege dich auf den Rücken und ziehe das linke Knie zu dir heran. Die Arme liegen neben dem Körper am Boden.

1. Strecke nun das linke Bein nach oben aus, bis du eine Dehnung in der linken Beinrückseite spürst. Zur Unterstützung kannst du auch die Finger hinter den Oberschenkel verschränken.

2. Beim Einatmen zieh die Zehen zu dir heran, beim Ausatmen strecke die Fußspitze Richtung Decke.

   Mindestens 10 Atemzüge üben, dann das Bein wechseln.

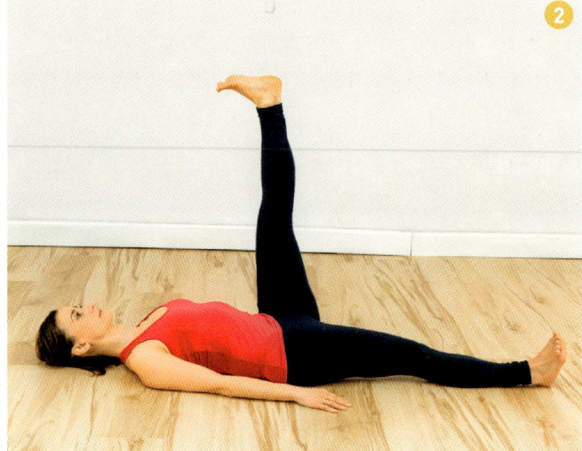

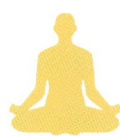 Eine weitere hilfreiche Übung findest du auf Seite 114: „Asymmetrische Vorbeuge an der Wand".

 **STÄRKENDE PHASE**

2. BERGHALTUNG AUF ZEHENSPITZEN

1. Komme in einen aufrechten Stand und stelle die Füße hüftbreit nebeneinander. Bringe die Hände in Gebetsposition vor dem Brustkorb zusammen.

2. Hebe beim Einatmen beide Fersen vom Boden ab, beim Ausatmen und in weiteren 8 Atemzügen verweile hier. Falls du das Gleichgewicht verlierst, bringe die Fersen wieder zum Boden und komm erneut auf die Zehenspitzen.

   Die Balance zu halten ist nicht das wichtigste, hier geht es vielmehr um die Stärkung der Fußmuskulatur in Beinen und Füßen. Alternativ stütze dich an der Wand ab.

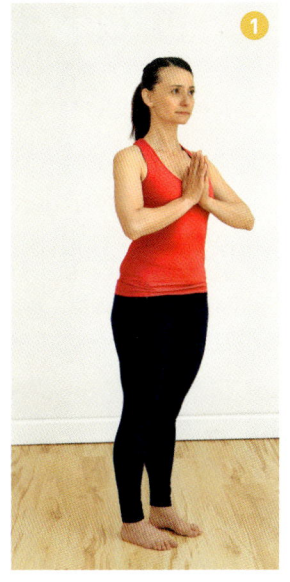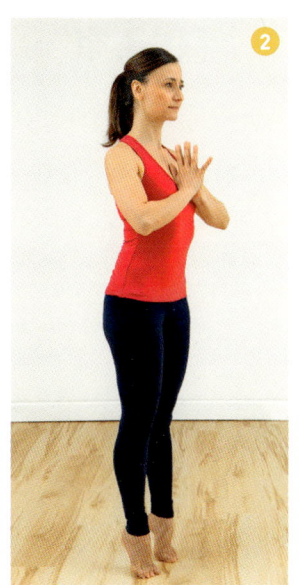

3. STUHLPOSITION MIT FUSSRAUPEN

Stelle dich aufrecht hin, die Füße sind hüftbreit voneinander entfernt.

1. Beuge die Knie und schiebe das Becken nach hinten. Achte darauf, dass der Rücken gerade bleibt.

2. Bewege dich mit den Füßen langsam wie eine Raupe vorwärts, indem du die Zehen Stück für Stück in den Boden schiebst und nach vorn ziehst.

   Mindestens 2 Minuten üben.

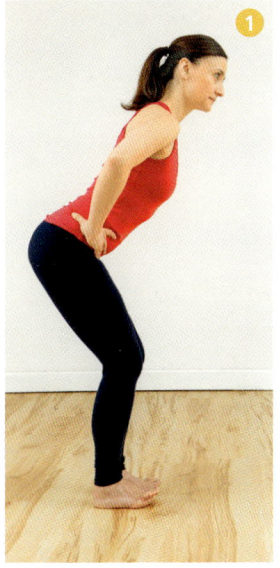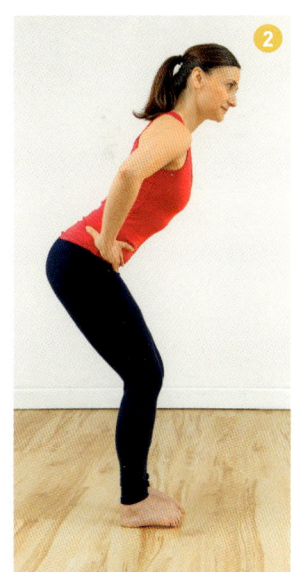

FUSSSCHMERZEN UND –KRÄMPFE

LÖSUNG: FÜSSE DEHNEN UND MUSKULATUR STÄRKEN

Die Ursache vieler Fußerkrankungen liegt oft in einseitigen Bewegungsabfolgen. Dadurch wird das Potenzial der Füße immer weniger ausgeschöpft. Neben der verminderten Beweglichkeit von Zehen und Füßen, werden auch die Fußmuskeln immer schwächer, die die Belastungen nicht mehr ohne Schmerzen abfangen können. Unsere Übungen führst du am besten barfuß durch, um jeden Bereich der Füße anzusprechen und wieder ein Gefühl für die verschiedenen Muskeln im Fuß zu bekommen.

1. BERGHALTUNG AUF ZEHENSPITZEN

Komme in einen aufrechten Stand und stelle die Füße hüftbreit nebeneinander.

Bringe die Hände in Gebetsposition vor dem Brustkorb zusammen.

1. Hebe beim Einatmen beide Fersen vom Boden ab.

2. Beim Ausatmen beugst du das linke Knie und senkst die rechte Ferse zum Boden. Dann wechsle die Seite.

Jede Seite mindestens 10-mal üben.

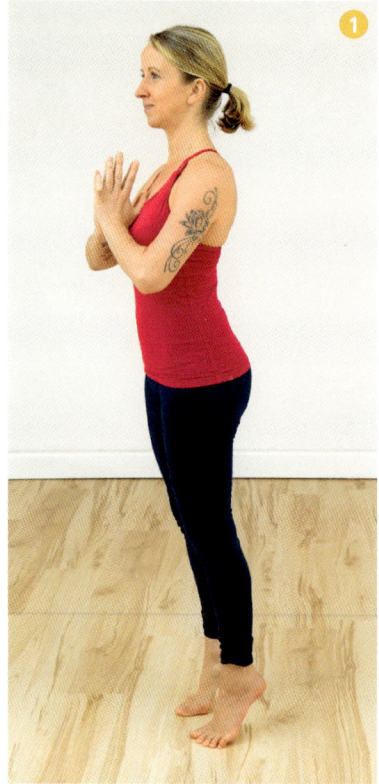
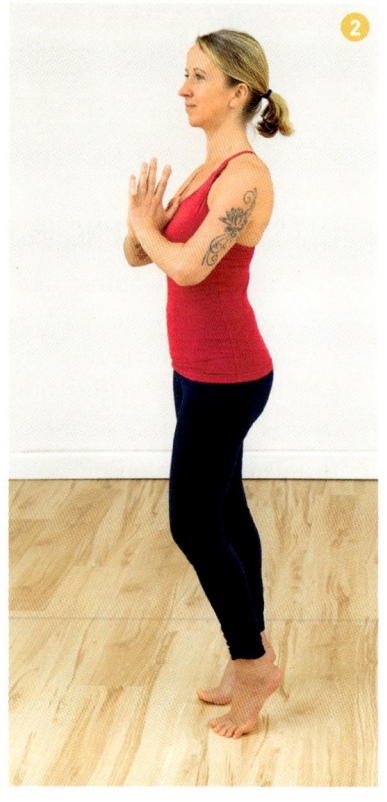

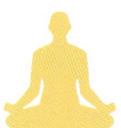

Eine weitere hilfreiche Übung findest du auf Seite 109: „Krieger I an der Wand".

2. STUHLPOSITION AUF ZEHEN UND FERSEN

Komme in einen aufrechten Stand und stelle die Füße hüftbreit nebeneinander. Beuge die Knie und schiebe das Becken nach hinten, als würdest du dich auf einen Stuhl setzen. Achte darauf, dass der Rücken gerade bleibt und die Fersen nicht nach innen drehen. Die Hände liegen locker am Becken.

Beim Einatmen hebe die Zehen vom Boden ab, sodass sich das Fußgewölbe aufrichtet. Beim Ausatmen lege die Zehen wieder langsam am Boden ab, ohne dass das Fußgewölbe nach innen abknickt

Mindestens 12-mal wiederholen.

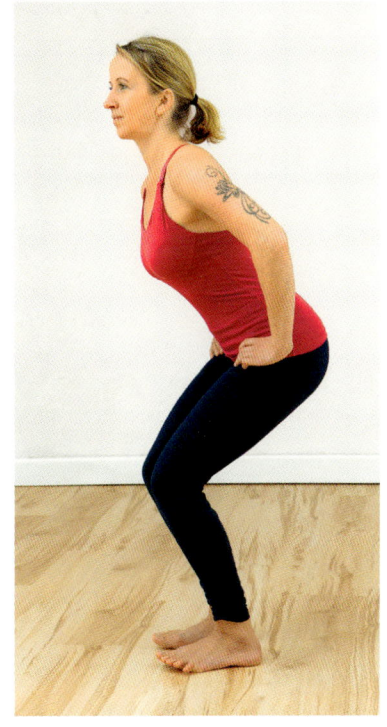

 Nebenbei beim Zähneputzen üben.

3. FUSSSPANNDEHNUNG IM STEHEN

Komme in einen aufrechten Stand und stelle die Füße hüftbreit nebeneinander. Die Hände liegen locker am Becken.

Bringe das rechte Bein nach hinten und lege den Fußspann am Boden ab. Achte darauf, dass die Zehen am Boden abgelegt und nicht aufgestellt sind.

Verlagere nun das Gewicht nach hinten auf den rechten

Fuß, bis du eine Dehnung im gesamten Fußspann spürst.

Mindestens 5 Atemzüge halten, dann das Bein wechseln.

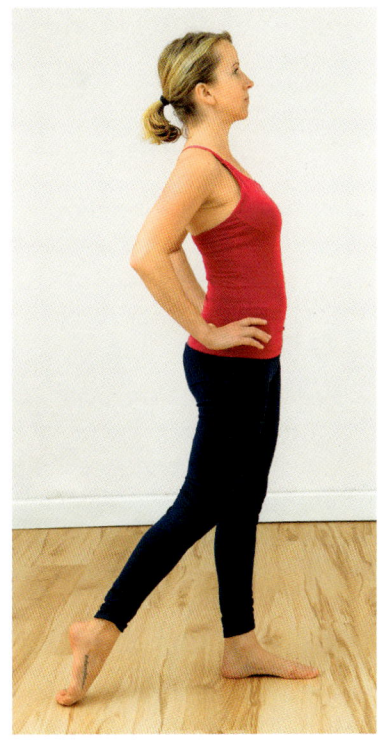

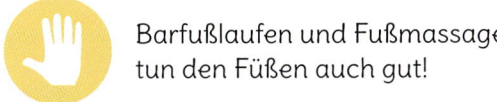 Barfußlaufen und Fußmassage tun den Füßen auch gut!

HALLUX RIGIDUS

LÖSUNG: GELENK ENTLASTEN UND BEWEGLICHKEIT ERHALTEN

Beim Hallux Rigidus wird die Beweglichkeit der Großzehe immer mehr eingeschränkt, sodass jedes Abrollen als schmerzhaft empfunden wird. Unsere Übungen können dir helfen, die vorhandene Beweglichkeit zu erhalten und die Symptome zu lindern. Ist das Gelenk stark entzündet, empfiehlt sich Entlastung und Ruhe.

1. ZEHENDEHNUNG MIT GURT

Stelle die Füße hüftbreit nebeneinander. Beuge leicht die Knie und lege einen Gurt zwischen die großen Zehen und die zweiten Zehen. Überkreuze den Gurt und ziehe die Gurtenden voneinander weg, sodass sich auch die beiden großen Zehen vom zweiten Zeh wegbewegen.

Achte darauf, dass der Zug bei beiden Zehen gleichmäßig ausgeführt wird und die Schultern entspannt bleiben.

Mindestens 10 Atemzüge halten.

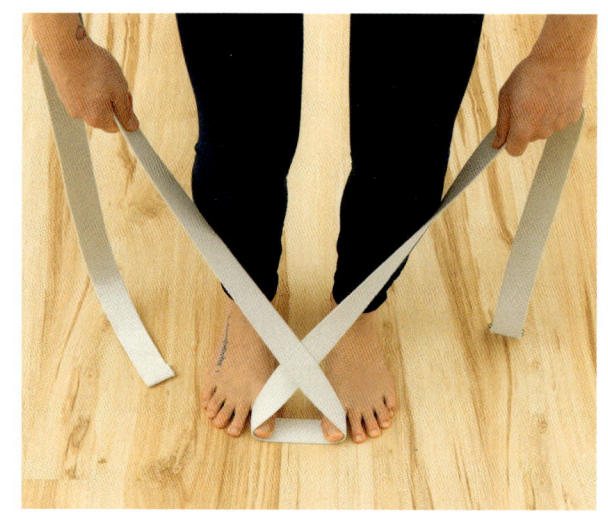

2. ZEHENGRIFF

Komme in einen aufrechten Sitz auf dem Boden oder auf einem Stuhl. Lege das linke Fußgelenk über den rechten Oberschenkel und greife mit der rechten Hand zwischen die Zehen, sodass die Finger die Zehen des linken Fußes weit auffächern. Schaffe mit den Fingern zwischen den Zehen Platz und bewege den Fuß in verschiedene Richtungen.

Mindestens 10 Atemzüge halten, dann die Seite wechseln.

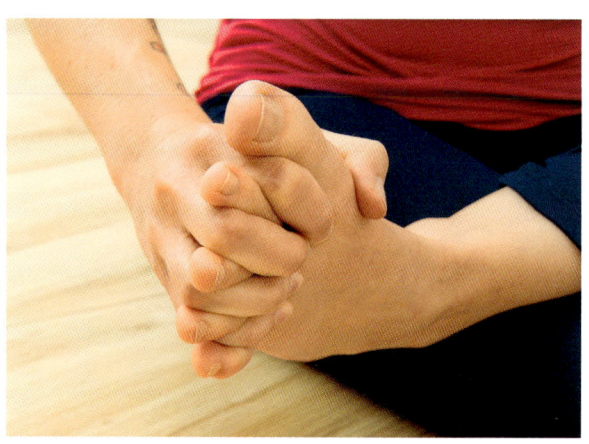

3. VIERFÜSSLERSTAND MIT ANGEHOBENEN KNIEN

Komme in den Vierfüßlerstand und lege den Fußspann am Boden ab. Achte darauf, dass die Fersen nicht nach außen drehen.

Beim Einatmen hebe die Knie an, bis du eine Dehnung im Fußspann und in den Zehen spürst.

Beim Ausatmen senke die Knie wieder zum Boden. Falls die Dehnung zu intensiv ist, kannst du eine Decke unter die Füße legen.

Du kannst die Übung variieren, indem du den Abstand zwischen Händen und Füßen veränderst.

Mindestens 10-mal wiederholen.

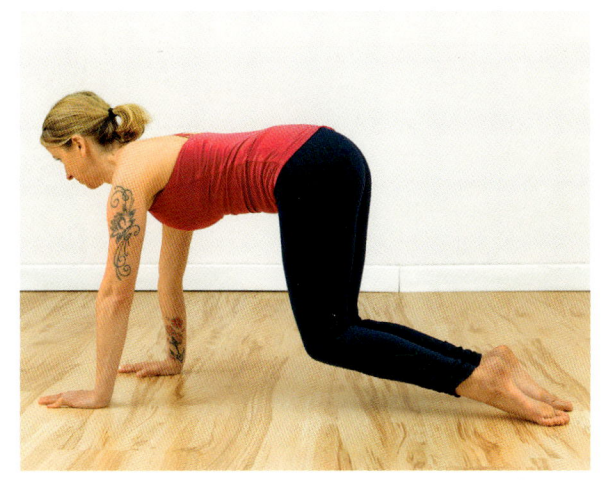

 Props: Decke und Gurt

4. VIERFÜSSLERSTAND MIT AUFGESTELLTEN ZEHEN

Komme in den Vierfüßlerstand und stell die Zehen am Boden auf.

Beim Einatmen streckst du den Rücken, beim Ausatmen verlagerst du langsam dein Gewicht in Richtung Fersen, bis du eine Dehnung in den Zehen und in der Fußsohle spürst.

Achte darauf, dass du langsam das Gewicht nach hinten verlagerst, um die Zehen an die Dehnung zu gewöhnen.

Du kannst die Übung variieren, indem du den Abstand zwischen Händen und Füßen veränderst.

Mindestens 10-mal wiederholen.

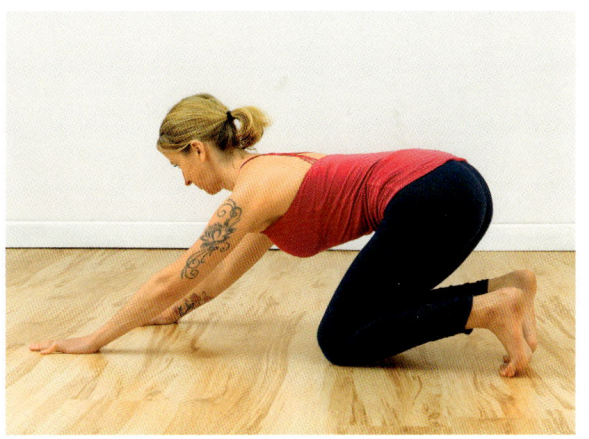

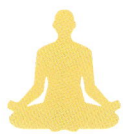 Eine weitere hilfreiche Übung findest du auf Seite 119: „Fußspanndehnung im Stehen".

HALLUX VALGUS

LÖSUNG: FUSSMUSKULATUR TRAINIEREN

Diese Veränderung des Knochens ist ähnlich wie beim Fersensporn die Folge einer schwachen Fußmuskulatur. Deshalb senkt sich das Fußgewölbe und die Fußstatik verändert sich. Die Großzehe kann nicht zurück in die ursprüngliche Position gebracht werden, aber die Übungen trainieren die Muskulatur des Fußes und helfen das Fortschreiten der Veränderung aufzuhalten.

1. KRIEGER III MIT FUSSSPANN

1. Komme in einen aufrechten Stand. Strecke das rechte Bein nach hinten und lege die Oberseiten der Zehen auf dem Boden ab, sodass du den Spann des Fußes dehnst. Suche dir einen ruhigen Punkt auf den du schaust.

2. Beim Einatmen hebe das Bein leicht nach oben, beim Ausatmen senke es wieder auf den Boden, sodass der Spann aufliegt.

   Mindestens 8-mal wiederholen, dann das Bein wechseln.

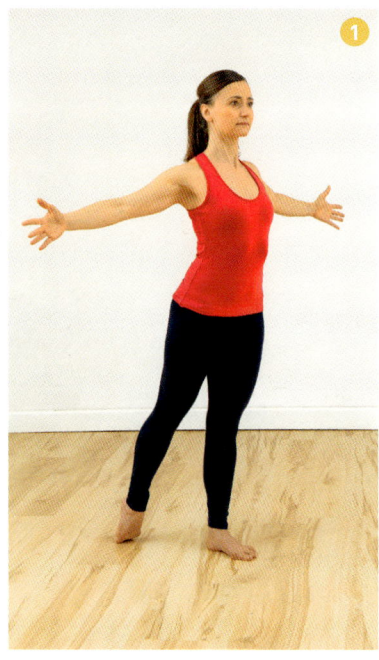
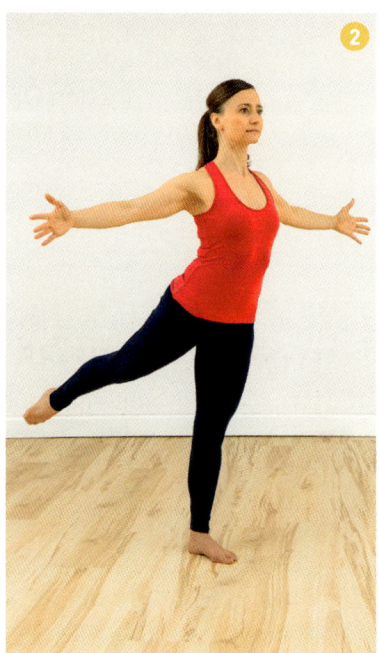

2. FUSS NACH AUSSEN UND INNEN DREHEN

Lege dich auf den Rücken, die Hände liegen seitlich neben dem Körper.

1. Strecke nun das linke Bein nach oben aus. Richte die Innenkante des linken Fußes nach oben aus und atme dabei ein.
2. Beim Ausatmen richte die Außenkante des Fußes nach oben aus.

Mindestens 8-mal wiederholen, dann das Bein wechseln.

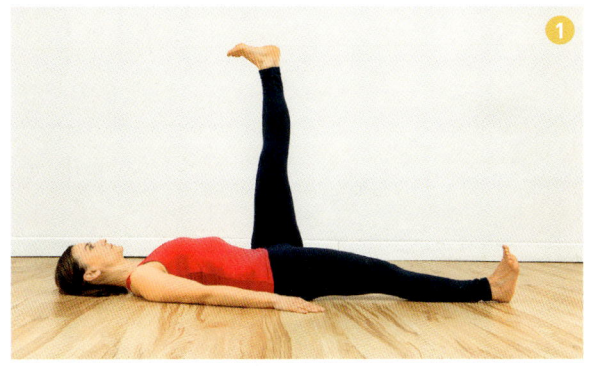

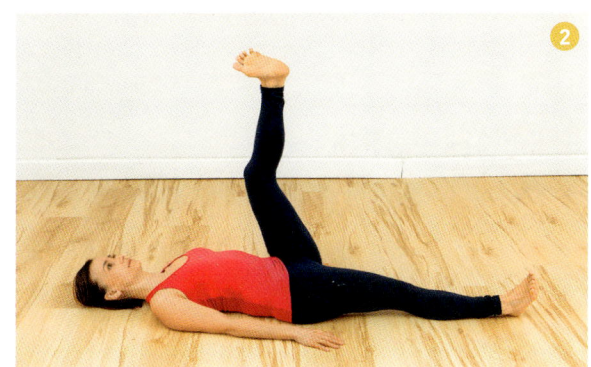

 Falls du das gestreckte Bein nicht lang halten kannst, greif mit den Händen um den Oberschenkel, um das Bein zu stützen.

3. FUSSRAUPEN IM SITZEN

Setze dich aufrecht hin, beuge die Knie und stelle die Füße hüftbreit vor dir auf.

1. Lege die Hände hinter die Oberschenkel, damit der Rücken gerade bleibt.
2. Bewege dich mit den Füßen langsam wie eine Raupe vorwärts, indem du die Zehen Stück für Stück in den Boden schiebst und nach vorn ziehst.

Mindestens 2 Minuten üben.

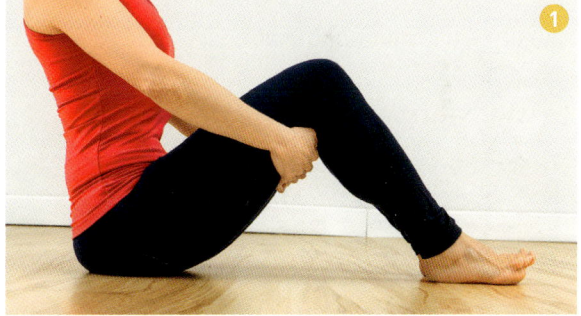

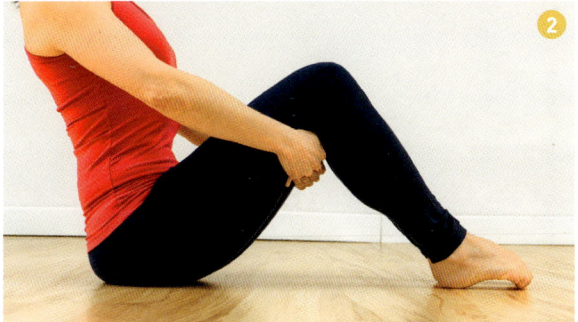

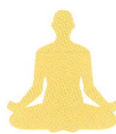 Eine weitere hilfreiche Übung findest du auf Seite 116: „Fußflexion und -extension".

MEIN WOCHENPLAN

Montag

....
....
....
....
....
....
....
....

Dienstag

....
....
....
....
....
....
....
....

Mittwoch

....
....
....
....
....
....
....
....

WICHTIG

○
○
○
○
○
○
○
○
○

Meine Yoga Utensilien

○ Handtuch

○ Matte

○ Wasser

○ Deo

○ Haargummi

○ Socken

○ Buch (Prop)

○

Donnerstag

· · · · · · · · · · · · · · · · · · · ·
· · · · · · · · · · · · · · · · · · · ·
· · · · · · · · · · · · · · · · · · · ·
· · · · · · · · · · · · · · · · · · · ·
· · · · · · · · · · · · · · · · · · · ·
· · · · · · · · · · · · · · · · · · · ·
· · · · · · · · · · · · · · · · · · · ·
· · · · · · · · · · · · · · · · · · · ·
· · · · · · · · · · · · · · · · · · · ·

Freitag

· · · · · · · · · · · · · · · · · · · ·
· · · · · · · · · · · · · · · · · · · ·
· · · · · · · · · · · · · · · · · · · ·
· · · · · · · · · · · · · · · · · · · ·
· · · · · · · · · · · · · · · · · · · ·
· · · · · · · · · · · · · · · · · · · ·
· · · · · · · · · · · · · · · · · · · ·
· · · · · · · · · · · · · · · · · · · ·
· · · · · · · · · · · · · · · · · · · ·

Samstag

· · · · · · · · · · · · · · · · · · · ·
· · · · · · · · · · · · · · · · · · · ·
· · · · · · · · · · · · · · · · · · · ·
· · · · · · · · · · · · · · · · · · · ·
· · · · · · · · · · · · · · · · · · · ·
· · · · · · · · · · · · · · · · · · · ·
· · · · · · · · · · · · · · · · · · · ·
· · · · · · · · · · · · · · · · · · · ·
· · · · · · · · · · · · · · · · · · · ·

TO DO

Sonntag

· · · · · · · · · · · · · · · · · · · ·
· · · · · · · · · · · · · · · · · · · ·
· · · · · · · · · · · · · · · · · · · ·
· · · · · · · · · · · · · · · · · · · ·
· · · · · · · · · · · · · · · · · · · ·
· · · · · · · · · · · · · · · · · · · ·
· · · · · · · · · · · · · · · · · · · ·
· · · · · · · · · · · · · · · · · · · ·
· · · · · · · · · · · · · · · · · · · ·

meine woche

REGISTER

DIE AUTORINNEN

SCHON SEIT JAHREN reift in uns die Idee, ein Buch über unsere Yogaerfahrungen zu schreiben, um unser Wissen weiterzugeben. Immer wieder berühren uns die Rückmeldungen unserer Kursteilnehmer, die von der ganzheitlichen Wirkung und der Kraft des Yoga auf Körper, Geist und Energie berichten. Dies führte dazu, dass wir gemeinsam überlegten, wie ein Buchprojekt aussehen könnte.

Schmerz lindern mit Yoga richtet sich an Menschen jeden Alters und jeder Konstitution, wobei es keine Rolle spielt, ob sie bisher Yogaerfahrung gemacht haben oder nicht. Denn was uns alle eint, ist die Suche nach Hilfe bei Beschwerden. Wir haben die Yogapositionen so variiert, dass jeder sie durchführen kann – ohne großen Zeitaufwand. Da man sie einfach anwenden kann, erhält man einen guten Einstieg in die Yogapraxis. Natürlich kann und will dieses Buch keinen Arztbesuch, keine Physiotherapie und keine persönliche Yogastunde ersetzen.

Wir möchten die Leser motivieren, aktiv an der eigenen Genesung mitzuwirken und den Fokus auf die Lösung zu setzen, statt an Beschwerden festzuhalten. Unser Konzept bietet Hilfe zur Selbsthilfe und soll die Eigenverantwortung jedes Menschen stärken. Durch das Praktizieren von Yoga kann das Körperbewusstsein geschärft werden, und damit auch die Fähigkeit, sich zu spüren und sich auf die innere Kraft zu besinnen. So kann man zu seinem eigenen Genesungsprozess beitragen und mit Energie die Beschwerden selbst angehen! Die Übungen im Buch können ergänzend zu jeder möglichen Therapie genutzt werden und bieten einen alternativen Weg im Erholungsprozess.

DANKSAGUNG

Wir danken Dagmar Prinz, Stefanie Breuer, Dr. Sebastian Effinger, Dr. Bettina Kuper, Dr. Paul Klein, Dipl-Psych. Claudia Hesse für die fachliche Unterstützung bei unserem Buch. Weiterhin danken wir Nicole Bongartz, Frank Schuler, Dr. Günter Niessen, Dr. Ganesh Mohan, Ute Diehl, Sabine Vonderstein, Antje Seidel, Felicia Hillebrand sowie all unseren Kursteilnehmern. Vor allem danken wir Lutz Billstein für das Vertrauen in uns!

Antje Schulze dankt für die persönliche Unterstützung und Inspiration Dulce Jiménez, Felix Huber, Christina Wanke, Carmen Schulze-Meyer, Erika und Reiner Schulze.

Dulce Jiménez dankt von Herzen Antje Schulze, Mike Mündnich, Ava und Elián, Fernando Jiménez R., Carlos Jiménez S., Peter und Elisabeth Mündnich.